# 海外館藏中醫古籍珍善本輯存（第一編）

第五十一册

劉金柱　羅　彬　主編

## 一本堂行餘醫言（五）



廣陵書社

臨證綜合類（婦科、兒科）

# 一本堂行餘醫言（五）

卷十五—十九

〔日〕香川修德　著

五條橋通堺町（京都）丁子屋定七　天明八年刻本

# 一本堂行餘醫言卷之十五

香川修德太沖父 著

## 鼓脹 附 腹脹

鼓脹者止是腹大而急脹按之堅牢猶按鼓皮上雖則堅牢而中止空氣無物亦有似鼓故謂之鼓脹也其始只是腹脹大餘處皮肉如常無異故不知者輕視終致不起而是疾固以積漸而成皆是必死不治元由癥疝壅滞於腹內使元氣不得順行元氣所不充藏腑之外皮肉之內

始凝空氣此即是疾之根基也是空氣漸漸增長前排腹
皮後擠臟腑日積月累腹肚䐜脹繃急以指按之隨手而
起其證始無所苦惟覺腹微脹飲食如常若飲食差多腹
内支滿腹或痛或不痛或胃脘當心而痛或兩脇下支痛
腹日脹食日減面及手足瘦削肩背與胸骨立獨腹脹急
牢大而後面及四肢浮腫漸腫至大脹與水脹不異至是
時也固可謂之脹滿也夫脹滿者腫脹盈滿之謂也故鼓
脹水脹其終俱可稱脹滿也後世直以脹滿當鼓脹

大謬矣○鼓脹始出素靈○

素問云、問曰、有病心腹滿、旦食則不能暮食、此為何病。對曰、名為鼓脹。曰、治之奈何。曰、治之以雞矢醴、一劑知、二劑已。曰、其時有復發者何也。曰、此飲食不節、故時有病也。雖然其病且已時、故當病氣聚於腹也。（腹中論）

靈樞云、鼓脹何如。曰、腹脹身皆大、大與膚脹等也、色蒼黃、腹筋起、此其候也。（水脹篇）又云、足太陰之別、名曰公孫、實則腸中切痛、虛則鼓脹。（經脈篇）○按靈樞說膚脹者全

是水脹而說鼓脹與膚脹等者非也○千金方及外臺秘要所引廣濟方同

後世以鼓蠱音同謬稱蠱脹其字本出千金方而其意則異也○蓋謂因蠱毒而腫脹也非鼓脹之謂也○

千金方云有蠱脹但腹滿不腫水脹脹而四肢面目俱腫大有醫者不善診候治蠱以水藥治水以蠱藥或但見脹滿皆以水藥如此者仲景所云愚醫殺之水腫條又云世有拙醫見患蠱脹者遍身腫滿四肢如故小便不

甚綴以水病治之延日服水藥經五十餘日望得痊愈日復增加奄至殞没如此者不一學者當細尋方意消息用之萬不失一蠱毒一條　又云萬病圓治蠱注四肢浮腫肌膚消索欬逆腹大如水狀死後轉易如家人一名蠱脹方小品名雄黄丸一名萬病丸○此皆謂因蠱毒而腫脹可以見也但孫氏以水腫鼓脹混同論說者非也又別有脹滿條此亦非水脹鼓脹之脹滿也詳于千金方況又由蠱字為蠱說○則不可用蠱字必矣○

朱震亨曰其病膠固難以治療故又名曰蠱若蟲侵蝕有蠱之義（出方廣丹溪心法附餘）徐春甫曰以其四肢皆不腫而惟腹中脹腫如鼓乃氣血結成蠱毒之形而不可解釋消散故又名曰蠱血化爲蟲因字之義而命名也（出古今醫統）李中梓曰在病名有鼓脹與蠱脹之殊鼓脹者中空無物腹皮繃急多屬于氣也蠱脹者中實有物腹形充大非蟲即血也（出醫宗必讀）三家皆强解大非孫氏所云之意其他此弊非一人不暇盡舉

後世醫書。又直稱鼓。或蠱者。不通之甚也。蓋以脹如鼓。故謂之鼓脹。以遭蠱毒而脹。故謂之蠱脹。若無脹字。何得爲病名乎。皆是俗醫之妄陋也。況蠱脹。全非鼓脹之事乎。如謂單鼓、氣鼓、血鼓、氣蠱、血蠱、鼓氣等是也。俱見于下。大凡後世醫書中記藥名。繁多此弊。亦是醫家之陋習也。若橘皮。稱陳皮、青皮。大腹皮。稱腹皮之類。

張介賓曰。少年縱酒無節。多成水鼓。又曰。於諸鼓之中。則尤以酒鼓。爲最危難治之證。景岳全書

孫一奎曰乃詰予曰鼓有蟲否乎又曰彼蠱證者中實有物（赤水玄珠）

靈素所說雖不分水脹鼓脹而觀既有脹論又有水脹篇則似微有意但由分辨不截然啓後世之不決耳如張介賓徒是也

靈樞云脉之應于寸口如何而脹曰其脉大堅以濇者脹也曰夫氣之令人脹也在於血脉之中耶藏府之內乎曰三一（一作二）者皆存焉然非脹之舍也曰願聞脹之舍

曰夫脹者皆在于藏府之外排藏府而郭胸脇脹皮膚故命曰脹又曰脹者焉生何因而有曰衛氣之在身也常然並脉循分肉行有逆順陰陽相隨乃得天和五藏更始四時循序五穀乃化然後厥氣在下營衛留止寒氣逆上眞邪相攻兩氣相搏乃合為脹也脹論又云胃中寒則腹脹腸中寒則腸鳴飧泄胃中寒腸中熱則脹而且泄胃中熱腸中寒則疾饑小腹痛脹師傳篇又云脹取三陽九鍼十二原篇又云腎氣實則脹本神篇

素問云胃脉實則脹虚則泄（脉要精微論）又云太陰所謂病脹者太陰子也十一月萬物氣皆藏於中故曰病脹（脉解篇）又云腎動則冬病脹腰痛（刺要論）又云陰并於下則足寒足寒則脹也（解精微論）又云二陰一陽發病善脹心滿善氣（陰陽別論）又云中熱脹（六元正紀大論）又云其病脹（五常政大論）又云諸脹腹大皆屬於熱（至眞要大論）又云盛而躁曰脹（平人氣象論）

張介賓曰腫脹之病原有內外之分蓋中滿者謂之脹而肌膚之脹者亦謂之脹若以腫言則單言肌表此

所以當辨也但脹於內者本由藏病而腫於外者亦無不由乎藏病第藏氣之病各有不同雖方書所載有濕熱寒暑血氣水食之辨然余察之經旨驗之病情則惟在氣水二字足以盡之故凡治此證者不在氣分則在水分能辨此二者而知其虛實無餘蘊矣病在氣分則當以治氣為主病在水分則當以治水為主然水氣本為同類故治水者當兼理氣蓋氣化水自化也治氣者亦當兼水以水行氣亦行也此中玄妙難以盡言茲雖

條列如左、然運用之法、貴在因機通變也、景岳全書

又曰、病在氣分者、因氣之滯、如氣血之逆、食飲之逆、寒
熱風濕之逆、氣虛不能運化之逆、但治節有不行者、悉
由氣分、皆能作脹、凡氣分之病、其色蒼、其內堅、其脹或
連胸脇、其痛或及臟腑、或倏而浮腫者、陽性急速也、或
自上及下者、陽本乎上也、或通身盡腫者、氣無不至也、
有隨按而起者、如按氣囊也、然此雖皆氣分、而氣病有
不同、故有氣熱而脹者、曰諸脹腹大、皆屬於熱也、有氣
寒而脹者、曰胃中寒則䐜脹、曰藏寒生滿病也、有氣濕
而脹者、曰諸濕腫滿、皆屬於脾也、有氣虛而脹者、元氣
虛也、曰足太陰虛則鼓脹也、有氣實而脹者、邪氣實也、
曰腎氣實則脹、曰脾氣實則腹脹、曰胃氣實則脹也、凡
此雖皆脹病、而治之之要、則全在察其虛實、大都陽證
多熱、熱證多實、陰證多寒、寒證多虛、先滯於內、而後
於外者、多實、先腫於表、而漸及於內、或外雖脹而內

脹者多虛、小便紅赤、大便秘結者多實、小便清白、大便稀溏者多虛、脉滑有力者多實、弦浮微細者多虛、形色紅黃、氣息粗長者多實、形容憔悴、聲音短促者多虛、年青少壯、氣道壅滯者多實、中衰積勞、神疲氣怯者多虛、虛實之治、反如冰炭、若誤用之、必致害矣、同上

又曰、病在水分者、以陰勝陽、而肌膚皆腫、此與氣證本有不同、凡欲辨水氣之異者、在欲辨其陰陽耳、若病在氣分、則陽證陰證皆有之、若病在水分、則多為陰證、何也、蓋水之與氣、雖為同類、但陽王則氣化、而水即為精、陽衰則氣不化、而精即為水、故凡病水者、本即身中之血氣、但其為邪為正、總在化與不化耳、水不能化、因氣之虛、豈非陰中無陽乎、此水腫之病、所以多屬陽虛也、

此張氏據素靈為強辨、如是乎、氣水何同類也、且在氣熱氣寒氣濕、不言虛實、而特於氣虛氣實、言元氣虛邪

氣實別之者抑何耶熱寒濕而脹者虛乎實乎非虛亦非實乎何其說之不通乎皆由漫信素靈護短徇謬不知其妄之所致也

況靈樞說五臟六腑諸脹支離乃為濫名之始如心脹肺脹肝脹脾脹腎脹

靈樞云願聞脹形曰夫心脹者煩心短氣臥不安肺脹者虛滿而喘欬肝脹者脇下滿而痛引小腹脾脹者善噦四肢煩悗體重不能勝衣臥不安腎脹者腹滿引背

央央然腰髀痛脹論
胃脹大腸脹小腸脹膀胱脹三膲脹膽脹
又云六腑脹胃脹者腹滿胃脘痛鼻聞焦臭妨于食大
便難大腸脹者腸鳴而痛濯濯冬日重感于寒則飧泄
不化小腸脹者少腹䐜脹引腰而痛膀胱脹者小腹滿
而氣癃三膲脹者氣滿于皮膚中輕輕然而不堅膽脹
者脇下痛脹口中苦善太息論脹
脉脹膚脹

又云營氣循脉衛氣逆為脉脹衛氣並脉循分為膚脹 同上 按水脹篇水與膚脹鼓脹連説而水脹鼓脹不可別也今據是條則膚脹亦鼓脹之一名耳

又脹滿

又云有寒則䐜脹滿雷引 百病始生篇 又云是動則病肺脹滿膨膨而喘欬缺盆中痛甚則交兩手而瞀此為臂厥 經脉篇 又云盛則脹滿寒中食不化虛則熱中出糜少氣溺色變 禁服篇 又云胃中寒則脹滿 經脉篇 ○ 又癲狂篇

素問云胃病脹滿（標本病傳論）又云惡血留內腹中滿脹（繆刺論又見厥論）

䐜脹

靈樞云胃病者腹䐜脹胃脘當心而痛上支兩脇膈咽不通食飲不下（邪氣藏府病形篇）又云入於腸胃則䐜脹（百病始生篇又脹論）

素問云濁氣在上則生䐜脹（陰陽應象大論又五藏生成篇又風論厥論腹中論）

䐜滿

素問云入五藏則䐜滿閉塞下為飧泄太陰陽明論○六元正紀大論有䐜憤字又至眞要大論有肺䐜腹大滿膨膨

中滿○

又云先病而後生中滿者治其標先中滿而後煩心者治其本又云先熱而後生中滿者治其標標本病傳論又云氣鬱中滿又云中滿身重六元正紀大論又出陰陽應象大論氣交變大論云飲發中滿又五常政大論云中滿不食又至眞要大論○又見靈樞衛氣篇

滿病○

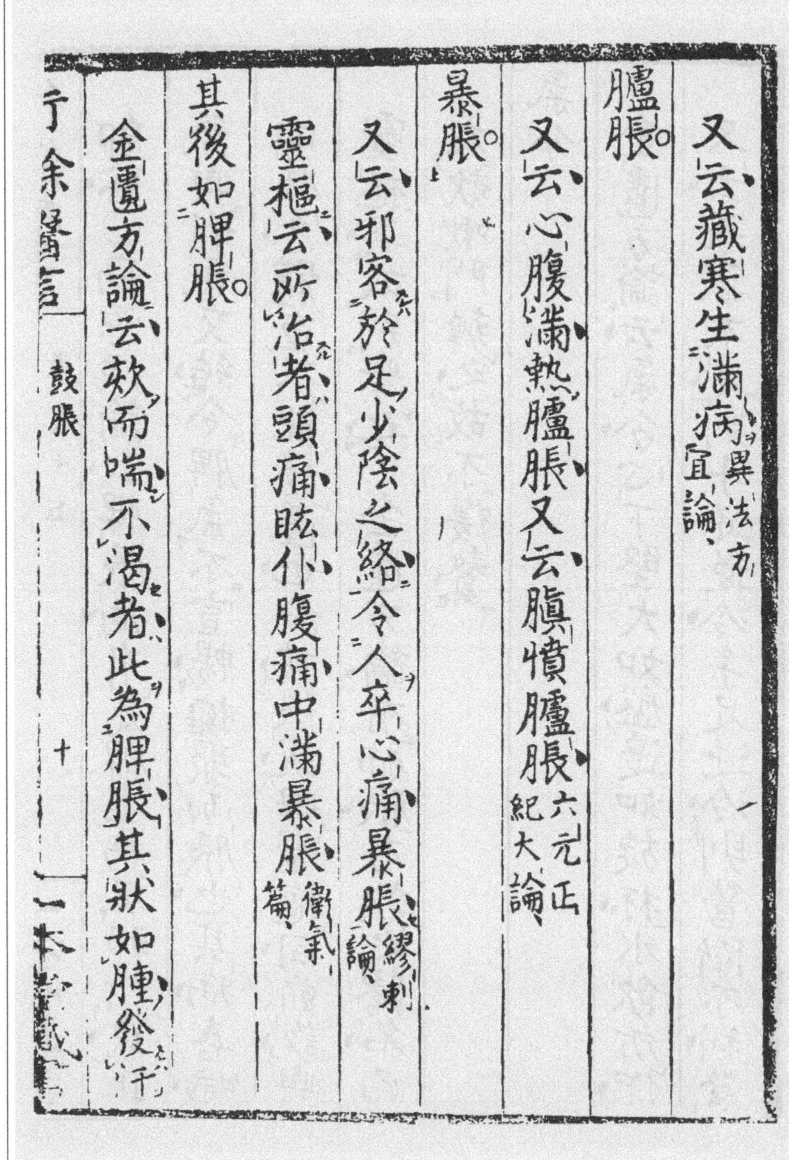

又云藏寒生滿病（異法方宜論）

臚脹

又云心腹滿熱臚脹又云䐜憤臚脹（六元正紀大論）

暴脹

又云邪客於足少陰之絡令人卒心痛暴脹（繆刺論）

靈樞云所治者頭痛眩仆腹痛中滿暴脹（衛氣篇）

其後如脾脹

金匱方論云欬而喘不渴者此為脾脹其狀如腫發汗

即愈○病源候論云脾脹病有是脾虛為風邪所乘正
氣與邪氣交結令脾氣不宣暢擁聚而脹也其病喜噦
四肢急體重不能勝置也今按後說與靈樞同前說與
靈樞異故別舉之○金匱方論有肺脹乃欬之謬名已
在欬嗽門辨之故不復贅

氣分○

金匱方論云氣分心下堅大如盤邊如旋杯水飲所作
又云寒氣不足則手足逆冷手足逆冷則營衛不利營

衛不利則腹滿腸鳴相逐氣轉膀胱營衛俱勞陽氣不通即身冷陰氣不通即骨疼陽前通則惡寒陰前通則痺不仁陰陽相得其氣乃行大氣一轉其氣乃散實則失氣虛則遺溺名曰氣分○前說屬水脹後說屬鼓脹仲景固混言而無辨按醫宗必讀證治準繩俱說氣分血分水分亦皆水脹而非鼓脹

心腹脹。

出病源候論

氣脹。

見千金方、又外臺秘要所引范汪方、延年方、近效方、廣濟方皆同。○按此本出素問、脉要精微論、云下盛則氣脹、

蠱脹。

己見上、即因蠱毒而脹者也、而後世百一選方、證治要訣、先醒齋筆記、醫學綱目、丹臺玉案等、皆同、鼓脹用堵、誤矣、

鼓脹。

見仁齋直指又醫學入門等皆同

谷脹。

三因方云内經有鼓脹太素作谷脹

血脹。

出丹溪心法附餘又仁齋直指婦人良方古今醫統等皆同

寒脹。熱脹。

同上又張介賓類經註醫宗必讀證治準繩等皆同

大熱脹。

出赤水玄珠、

風脹。暑脹。濕脹。實脹。虛脹。痰脹。

俱見醫學入門、又證治準繩畧同、

單腹脹。

丹臺玉案、古今醫統、景岳全書、萬病回春、證治大還、皆

云蓋其本出于朱震亨、

單單腹膧。

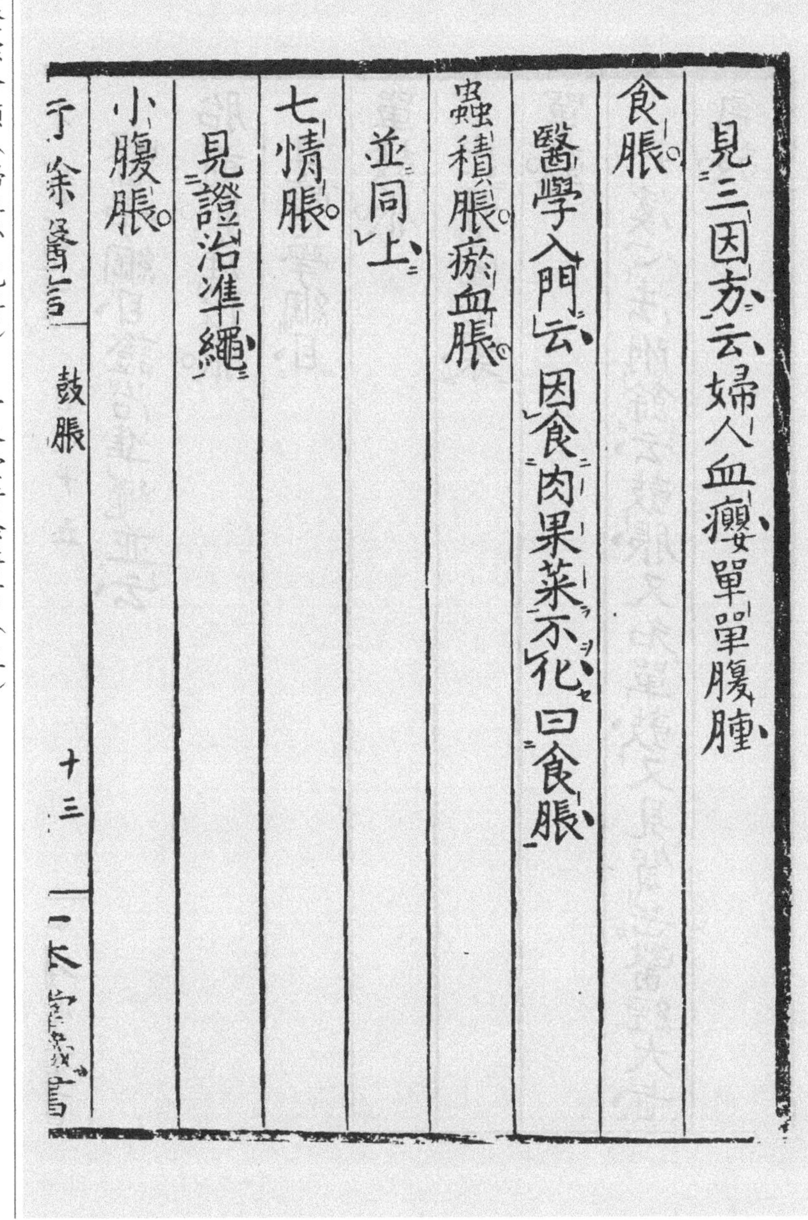
見三因方云婦人血癭單單腹腫

食脹。

醫學入門云因食肉果菜不化曰食脹

蟲積脹。瘀血脹。

並同上

七情脹。

見證治準繩

小腹脹。

醫學綱目證治準繩並云

胎前脹。產後脹。

見醫學綱目

單鼓脹。

出丹臺玉案

單鼓。

丹溪心法附餘云鼓脹又名單鼓又見賀岳醫經大旨

氣鼓。

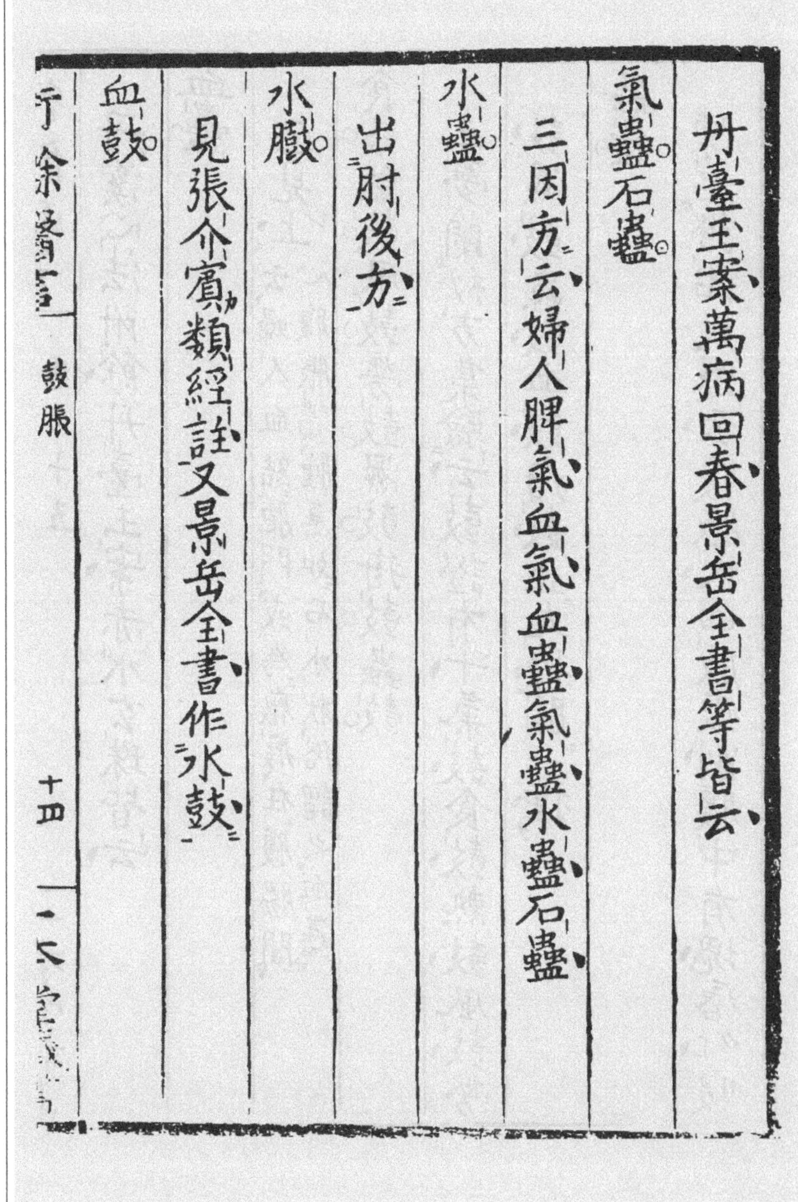
丹臺玉案萬病回春景岳全書等皆云

氣蠱。石蠱。

三因方云婦人脾氣血氣血蠱氣蠱水蠱石蠱

水蠱。

出肘後方

水臌。

見張介賓類經註又景岳全書作水鼓

血鼓。

丹溪心法附餘丹臺玉案赤水玄珠皆云

血蠱○

已見上云婦人血結胞門或為癥瘕在腹脇間心腹脹滿腫急如石水狀俗謂之血蠱

食鼓○熱鼓○風鼓○勞鼓○濕鼓○疳鼓○蟲鼓○

王夢蘭秘方集驗云鼓證有十氣鼓食鼓熱鼓風鼓勞鼓濕鼓蟲鼓血鼓疳鼓止九種闕一種

蟲蠱○

陳治證治大還云腹脹大四肢瘦削腹中有塊唇[illegible]

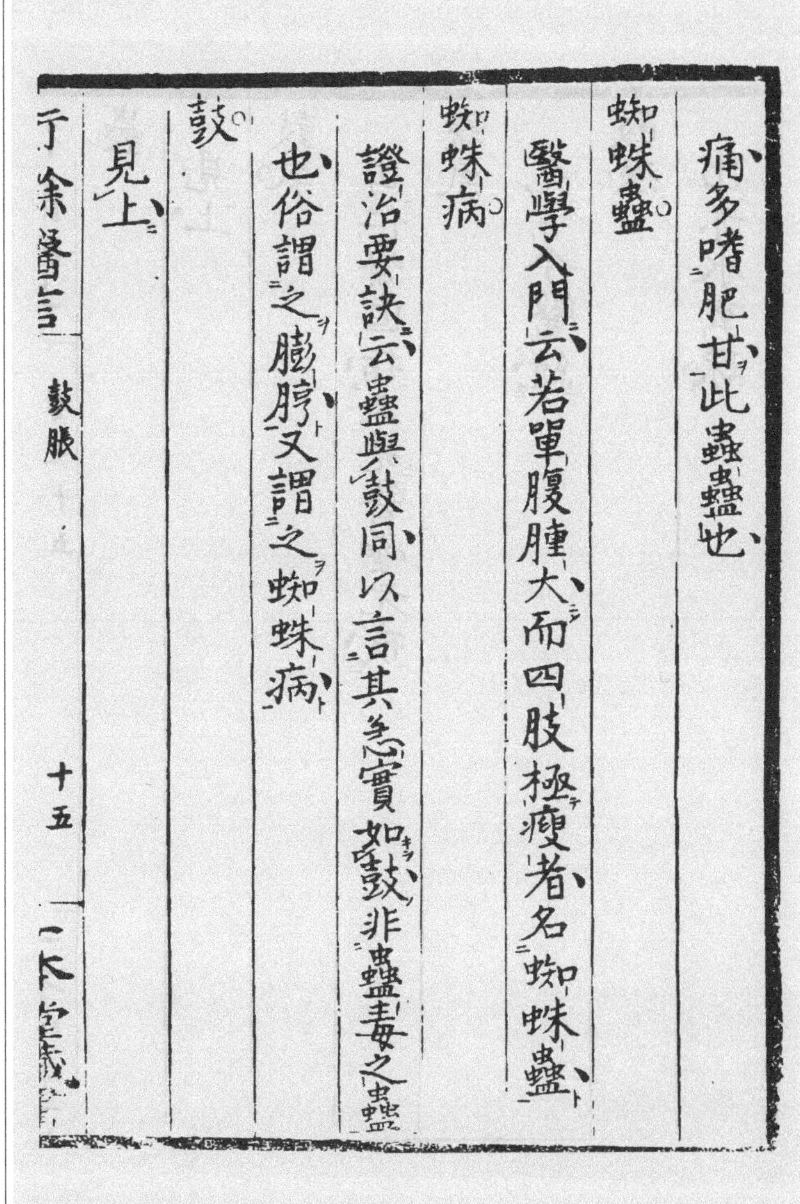

痛多嗜肥甘此蟲蠱也

蜘蛛蠱

醫學入門云若單腹腫大而四肢極瘦者名蜘蛛蠱

蜘蛛病

證治要訣云蠱與鼓同以言其急實如鼓非蠱毒之蠱也俗謂之膨脝又謂之蜘蛛病

鼓

見上

蠱
見上
鼓氣
出仁齋直指又見醫壘元戎
蠱氣
見古今醫統
鼓疾
出赤水玄珠

鼓脹

見萬病回春

酒鼓

景岳全書云於諸鼓之中則尤以酒鼓爲最危難治之

證

十種鼓

見上

十種蠱氣

出古今醫統

二十四種蠱證

同上

膨脝

見上

食晦

千金方云腹中氣脹引脊痛食飲多身羸瘦名曰食晦

倒飽

醫學入門云一般中滿證稍輕俗云倒飽梭子氣等古今醫統云氣蠱腹脹如鼓俗呼為梭子氣又謂之單腹脹○以上三條杜撰之謬名也皆是濫稱無益治事況且類證輕候亦皆混雜不別反惑聽聞古今醫人作為醫書槩皆依樣胡盧乃於此證亦漫說種種治法曾無一人決斷此證必死不治非術可救可勝歎哉若素問始用雞屎醴乃啓後醫之冥搜者也

素問云問曰有病心腹滿旦食則不能暮食此為何病對曰名為鼓脹曰治之奈何曰治之以雞屎醴一劑知二劑已○按此法未詳故晉唐之間未聞有論及者而李時珍引普濟方等言其効尤可疑也（詳見本草綱目又見古今醫鑑）特方廣曰鼓脹之病多不治者如翻胃勞瘵亦然皆眞臟病也是言得之

見丹溪心法附餘

但有腹脹一證蓋似而非者也多在婦人其證三十以上

腹脹或短氣或微熱少食腹或堅或輭或痛或不痛月血有通有不通若日數未久未經誤治者灸藥善中肯綮則可救活以其非眞鼓脹也若治不中窾連綿日久肉已脫目下足脛浮腫者不可治也是證男子間亦有之但少耳

靈素或云腹脹或云腹滿多與水脹鼓脹混說辨別不明靈樞云胃中寒則腹脹師傳篇又云心痛腹脹嗇嗇然大便不利雜病篇又云在腸胃之時賁響腹脹百病始生篇又云賁響腹脹是謂骭厥經脈篇又云是動則病舌本強食則

嘔胃脘痛腹脹善噫得後與氣則快然如衰身體皆重

同上 又云邪在腎則病骨痛陰痺腹脹腰痛大便難肩背

頸項痛時眩 五邪篇 又云振寒洒洒鼓頷不得汗出腹脹

煩悗 寒熱病篇 又云腹脹身熱脉大是一逆也腹脹便血其

脉大時絶是二逆也 玉版篇 又厥病篇

素問云形有餘則腹脹涇溲不利志有餘則腹脹飧泄

調經論 又云脉盛皮熱腹脹前後不通悶瞀此謂五實 玉機

眞藏論 又云有病膺腫頸痛胷滿腹脹此爲何病何以得

之、曰名厥逆、腹中論、又云、四季之月病腹脹煩不嗜食、刺要論、又云、春刺筋骨血氣內著、令人腹脹、四時刺逆從論、又云、食則嘔腹脹善噫、至眞要大論、又云、三日腹脹、標本病傳論、又厥論、靈樞云、水穀之海有餘則腹滿、海論、又云、胃脹者腹滿引背央央然腰髀痛、胃脹者腹滿胃脘痛、脹論、又云、腹滿大便不利腹大亦上走胷嗌喘息喝喝然、又云、腹滿食不化腹嚮嚮然不能大便、俱雜病篇、又云、泄而腹滿甚者死、熱病篇、素問云、虛則腹滿腸鳴飧泄食不化、藏氣法時論、又云、厥或令人腹滿陰氣盛於上則下虛下虛則腹脹滿又云陽明之厥則癲疾欲走呼腹滿不得臥大陰之厥則腹滿䐜脹後不利不欲食少陰之厥則口乾溺赤腹滿心痛厥論又云腹滿䐜脹支鬲胠脇下厥上冒五藏生成論又云熱爭則腰痛不可用俛仰腹滿泄兩頷痛刺熱篇又云於此有人頭痛筋攣骨重怯然少氣噦噫腹滿時驚不嗜臥示從容論又云民病寒濕腹滿身䐜憤胕腫又云寒至則堅否腹滿六元正紀大論又云身面胕腫腹滿仰息又云腹滿

痛溏泄又云皮膚否腫腹滿食減至眞要大論又云病反腹滿腸鳴溏泄食不化又云病腹滿溏泄腸鳴又云病鶩溏腹滿食飲不下寒中腸鳴泄注又云民病腹滿身重濡泄氣交變大論又云其病腹滿四支不舉五常政大論、又熱論、刺熱篇、欬論或云腹暴滿素問通評虛實論或云腹脹滿靈樞癲狂篇或云稸滿素問六元正紀大論其他諸篇混雜不一讀者須審擇而取焉

又有徽瘡家用水銀輕粉五鳳等劫劑術背法律荏苒日日遂成腹脹着其證肉脫微熱少食大便溏泄唯腹單脹

謂之龜腹雖與靈樞所言有少不同而以大較同故用腸

覃名也。

靈樞云、腸覃何如。曰、寒氣客于腸外、與衛氣相搏、氣不得營、因有所繫、癖而內著、惡氣乃起、瘜肉乃生、其始生也、大如雞卵、稍以益大、至其成、如懷子之狀、久者離歲、按之則堅、推之則移、月事以時下、此其候也。水脹篇

附字辨

鼓、即是鐘鼓之鼓。與病何關。以其脹外張內空、如鼓、故

稱鼓脹且直用鼓一字乃醫人踈俗之所致不通之甚矣蠱亦蟲蠱毒之蠱與此病何關千金方始言蠱脹此謂因蠱毒而腫脹者也非鼓脹之謂也而後世不知是意以其音同通稱之者大謬也況直用蠱一字為鼓脹之專者益非也又張介賓類經註用臌普考字書無是字可謂大杜撰也

# 一本堂行餘醫言卷之十六

香川修德太沖父　著

## 疸丁幹切音旦　附　黄胖

疸者黄病也卽通稱黄疸者是已此疾其初眼中白所先黄漸及面皮手足胸腹背脊皆黄猶熟狗橘子色或如黄金色或如麴塵出或如煙薫色溺黄赤如蘗汁如皂莢汁或有沫或齒垢黄或爪甲上黄或有汁出染衣正黄如蘗汁又如卮子水染者醫書稱黄汗者是也間有涕唾亦黄

者或安臥或寒熱或渴或不渴或嘔或身痛或心中懊憹疼痛猶火烘辣辣狀或心內熱足下熱或足脛腫滿或全身浮腫或頭眩心忪煩悶不安或小腹滿急或小便不利或額上黑大便正黑又有種種兼證蓋腹中瘀熱鬱滯薰蒸發成黃色猶土窒中蒸罨成麴生黃衣也其熱甚則不發黃熱微者亦不及發黃惟其不微不甚之間鬱熱外不發越內不瀉解腹內鬱滯淹屈薰蒸遂如盦麴發黃色也或傷風寒時疫熱後及瘧後餘熱不盡蒸發黃色

凶兆少諸病後亦然又諸病中間發黃者吉凶相半元以內熱外發成黃解散也凡黃病能食安臥者至輕雖不用藥亦愈又有飽食多酒一旦發黃者此亦由熱鬱不故多輕證古人稱急黃者異於是其證心滿氣喘所以危若少腹滿急小便不利黃變為黑如煙薰煤炲者醫書稱穀疸女勞疸黑疸皆是也此皆由帶內虛而發黃也雖謂從酒得病曰酒疸從食得病曰穀疸從房勞得病曰女勞疸而究竟是三證皆本內虛也故多致不救

食漸少者腹脹者死老人疸證亦多不起若其謂黄疸因食生黄瓜氣上蒸所致

出陳言三因方

或謂誤食鼠糞亦作黄者

見李時珍本艸綱目秦芃條所引崔元亮海上方

俱以偶然之事為常然也尤不識病源之甚也特朱震亨謂疸不用分其五同是濕熱如盦麴相似

出方廣丹溪心法附餘

此言獨為最約而近焉。惜乎偏執濕熱立見也。今以鬱字易濕字，則可謂一言以蔽疸證矣。原夫靈素止云黄疸。

靈樞云：身痛而色微黄，齒垢黄，爪甲上黄，黄疸也。論疾診尺篇、又云：水閉黄疸，不能臥。經脈篇、

素問云：溺黄赤安臥者，黄疸也。又云：目黄者，黄疸也。俱、平人氣象論、又通評虛實論、有黄疸字。○又按玉機眞藏論云、煩心出黄、此黄未可定為疸病、故不常舉、

又云：胃疸。

素問云：已食如饑者，胃疸。平人氣象論、又見神農本艸苦菜條、

又作黄癉。
同上。六元正紀大論。○八十一難亦云黄疸。
自張仲景。其名漸多。遂有五疸。八疸。九疸。三十六種黄等。
種種煩目。固非的要。今略摘録。令知泛濫之無益。如黄疸。
金匱方論云。病黄疸。發熱煩喘。胷滿口燥者。以病發時。
火刧其汗。兩熱所得。然黄家所得從濕得之。一身盡發
熱。面黄肚熱。熱在裏。當下之。又云。脉沈渴欲飲水。小便
不利者。皆發黄。又云。腹滿舌痿黄。躁不得睡。屬黄家。舌

疑當身癢誤又云諸病黄家但利其小便假令脉浮當以
解之又云黄疸腹滿小便不利而赤自汗出此為表和
裏實當下之又云黄疸病小便色不變欲自利腹滿而
喘不可除熱熱除必噦又云疸而渴者其疸難治疸而
不渴者其疸可治
傷寒論云陽明病發熱汗出此為熱越不能發黄也但
頭汗出身無汗劑頸而還小便不利渴引水漿者此為
瘀熱在裏身必發黄茵蔯湯主之又云大陽病中風以

火刼發汗邪風被火熱血氣流溢失其常度兩陽相熏
灼其身發黄又云得病六七日脉遲浮弱惡風寒手足
温醫二三下之不能食而脇下滿痛面目及身黄頸項
強小便難者與茈胡湯又云若不結胸但頭汗出餘無
汗劑頸而還小便不利身必發黄也又云傷寒脉浮而
緩手足自温者是為繫在太陰太陰者身當發黄若小
便自利者不能發黄又云陽明病無汗小便不利心中
懊憹者身必發黄又云陽明病被火額上微汗出小便

不利者必發黃又云陽明中風脉弦浮大而短氣腹都滿脇下及心痛又按之氣不通鼻乾不得汗嗜臥一身及面目悉黃小便難有潮熱時時噦又云傷寒發汗已身目為黃所以然者以寒濕在裏不解故也以為不可下也於寒濕中求之又云傷寒七八日身黃如橘子色小便不利腹微滿者茵蔯蒿湯主之又云傷寒身黃發熱者梔子蘗皮湯主之又云傷寒瘀熱在裏身必發黃麻黃連軺赤小豆湯主之又云傷寒頭痛翕翕發熱形

象中風常微汗出自嘔者熏之則發黃不渇小便又云傷寒脉陰陽俱緊惡寒發熱則脉欲厥如此者惡寒甚者翕翕汗出喉中痛熱多者目赤脉多睛不慧若熏之則身發黃其他如云衛氣衰面色黃云復加燒鍼因胸煩面色青黃膚瞤者難治今色微黃手足溫者易愈云太陽病身黃脉沈結少腹鞕小便不利者為無血也云風溫為病脉陰陽俱浮自汗出身重多眠睡息必鼾語言難出若被火者微發黃色云濕家病身上疼痛發熱面黃而喘云濕家之為病一身盡疼發熱身色如似熏黃類不可悉舉須參考以知其詳

黃

金匱方論徵
作發

見上。

穀疸。

傷寒論云陽明病脉遲食難用飽飽則微煩頭眩必小便難此欲作穀疸雖下之腹滿如故所以然者脉遲故也

金匱方論云風寒相搏食穀即眩穀氣不消胃中苦濁濁氣下流小便不通陰被其寒熱流膀胱身體盡黃名曰穀疸又云穀疸之為病寒熱不食食即頭眩心胸不

安久久發黄為穀疸○肘後方病源候論千金方外臺祕要所引范汪方集驗方刪繁方以下皆同○又曰穀黄

見本草綱目白鮮皮條所引甄權云

女勞疸○

金匱方論云額上黑微汗出手足中熱薄暮即發膀胱急小便自利名曰女勞疸腹如水狀不治又云黄家日晡所發熱而反惡寒此為女勞得之膀胱急少腹滿身盡黄額上黑足下熱因作黑疸其腹脹如水狀大便必

黑時溏此女勞之病非水也腹滿者難治外臺秘要云仲景傷寒論云云文有小異作腹臚脹滿又作黑癉方後云肘後小品崔氏文仲千金范汪深師並同出第十四卷中〇病源候論千金翼方外臺秘要所引近効方必効方以下皆同〇又曰勞疸見肘後方外臺秘要所引刪繁方集驗方又曰勞黃見本草綱目白鮮皮條所引甄權云又曰色疸楊士瀛仁齋直指云色疸一名女勞又曰女疸見肘後方

酒疸〇

又云心中懊憹而熱不能食時欲吐名曰酒疸又云夫

病酒黄疸必小便不利其候心中熱足下熱是其候也又云酒黄疸者或無熱靖言了了腹滿欲吐鼻燥其脉浮者先吐之沈弦者先下之又云酒疸下之久久為黑疸目青面黑心中如噉蒜虀狀大便正黑皮膚爪之不仁其脉浮弱雖黑微黄故知之○肘後方病源候論千金方外臺秘要所引溪師方以下皆同（又曰酒黄見本草綱目白鮮皮條所引甄權云

黑疸

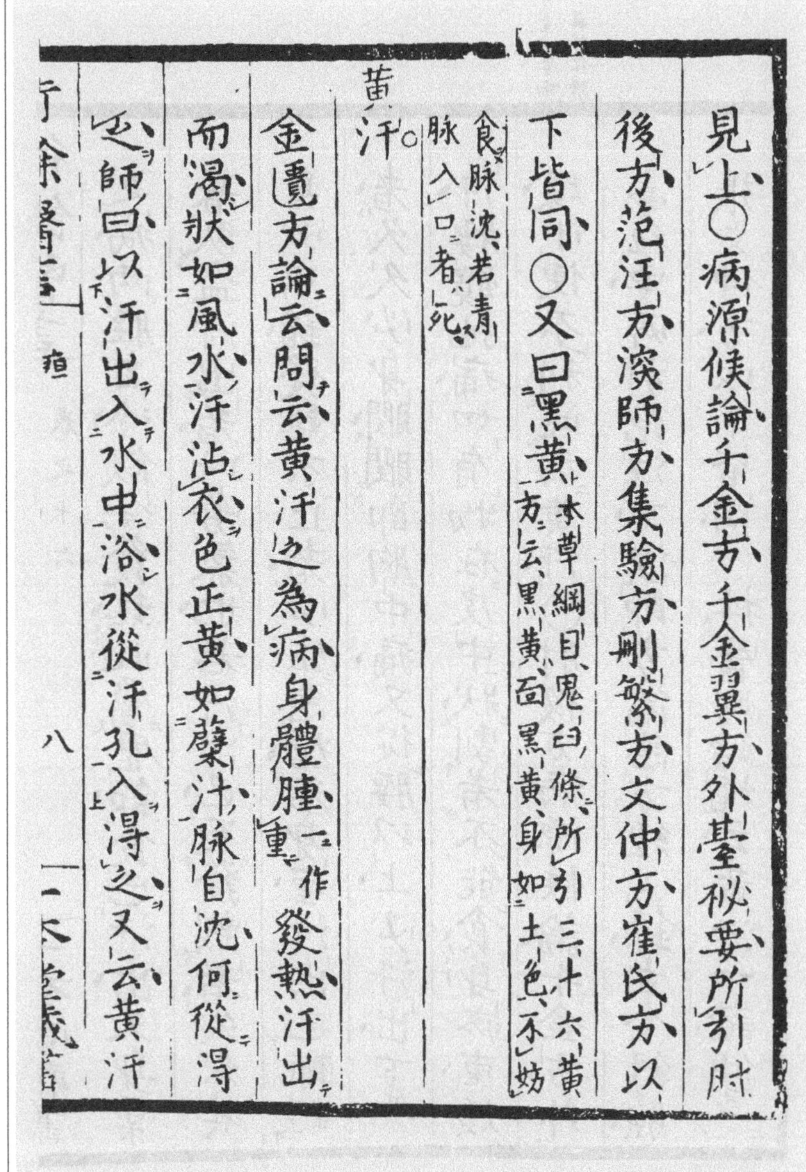

見上○病源候論千金方千金翼方外臺秘要所引肘後方范汪方深師方集驗方刪繁方文仲方崔氏方以下皆同○又曰黑黃（本草綱目鬼臼條所引三十六黃方云黑黃面黑黃身如土色不妨食脉沈若青脉入口者死）

黃汗○

金匱方論云問云黃汗之為病身體腫（一作重）發熱汗出而渴狀如風水汗沾衣色正黃如蘗汁脉自沈何從得之師曰以汗出入水中浴水從汗孔入得之又云黃汗

外臺出要物
外臺燥作躁

之病兩脛自冷假令發熱此屬歷節食已汗出又身常暮臥盜汗出者此勞氣也若汗出已反發熱者久久其身必甲錯發熱不止者必生惡瘡若身重汗出已輒輕者久久必身瞤瞤即胸中痛又從腰以上必汗出下無汗腰髖弛痛如有物在皮中狀劇者不能食身疼重煩燥小便不利此為黃汗○肘後方病源候論千金方外臺祕要所引范汪方深師方備急方經心錄古今錄驗張文仲方以下皆同○按醫燈續焰云黃汗一證仲

金匱要畧收入水氣病中其主治與治疸亦自懸絶後人以其汗黄遂列為五疸之一實非疸也今本文既云五疸則黄汗在其中似不可移去姑從之而論治仍從要畧在圓機者自為識別可也今考金匱方論蓋意黄汗二條錯入水氣病中耳黄汗實是疸證驗諸今日病者治法顯然無可疑者金匱元是蠹餘亂簡況儒臣校正不知改徒存舊乎何更容議潘楫偶見在水氣門中為此説由其不知誤混也且金匱無五疸名要畧亦非

仲景自命者而云本文既云五疸云仲景金匱要略其疎失自可見矣結語亦且含糊何足取乎哉

濕疸

出神農本草假蘇石葦石蠶等條又見病源候論千金方千金翼方〇又曰濕黃見仁齋直指又本草綱目阿勃勒條所引陳藏器云

內疸

見名醫別錄知母條又病源候論稱內黃

脾疸〇

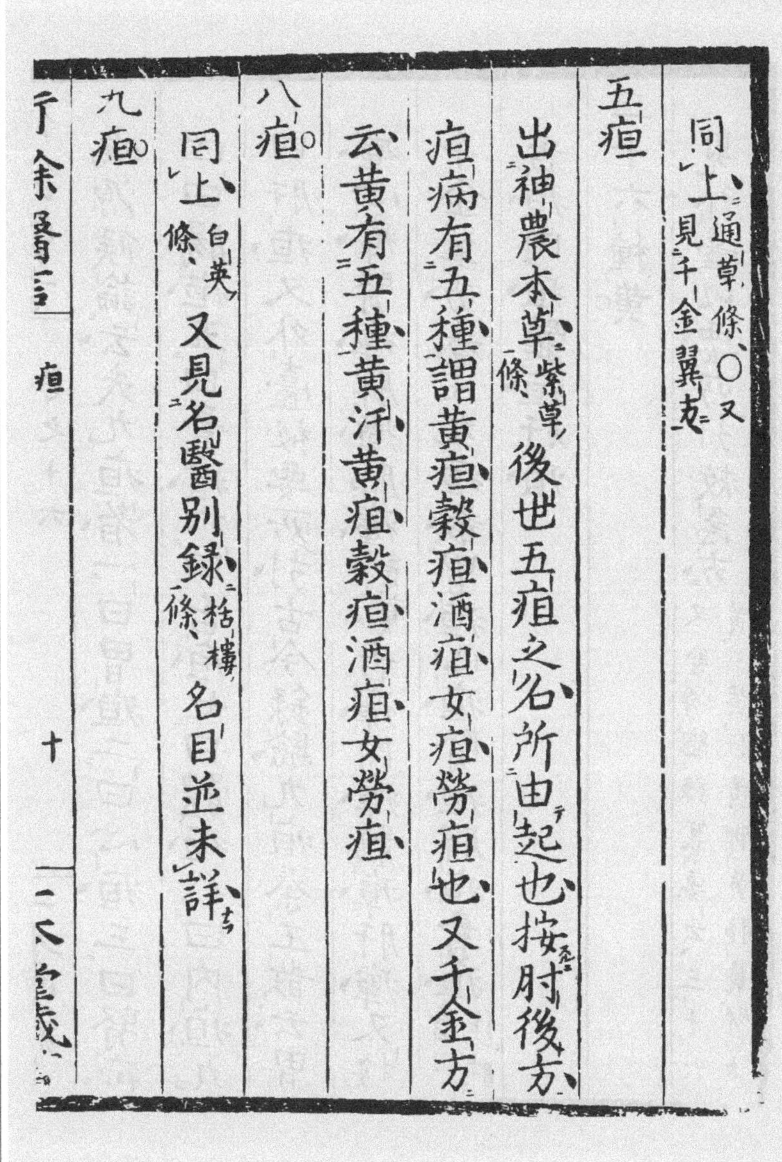
同上通草條○又見千金翼志

五疸

出神農本草紫草條後世五疸之名所由起也按肘後方疸病有五種謂黄疸穀疸酒疸女疸勞疸也又千金方云黄有五種黄汗黄疸穀疸酒疸女勞疸

八疸○

同上白英條又見名醫別録栝樓條名目並未詳

九疸○

行餘醫言　疸　十　一本堂蔵

病源候論云夫九疸者一曰胃疸二曰心疸三曰腎疸四曰腸疸五曰膏疸六曰舌疸七曰體疸八曰肉疸九曰肝疸又外臺秘要所引古今録驗九疸秦王散云胃癉心癉腎癉脾癉肺癉（一云膏癉）舌癉肉癉髓癉肝癉又按千金翼方秦王九疸散胃疸心疸腎疸脾疸膏疸（膏一作肺）舌疸肉疸髓疸肝疸

三十六種黄。

見外臺秘要所引救急方（又聖濟總録纂要云三十六黄心黄肝黄脾黄肺黄腎黄）

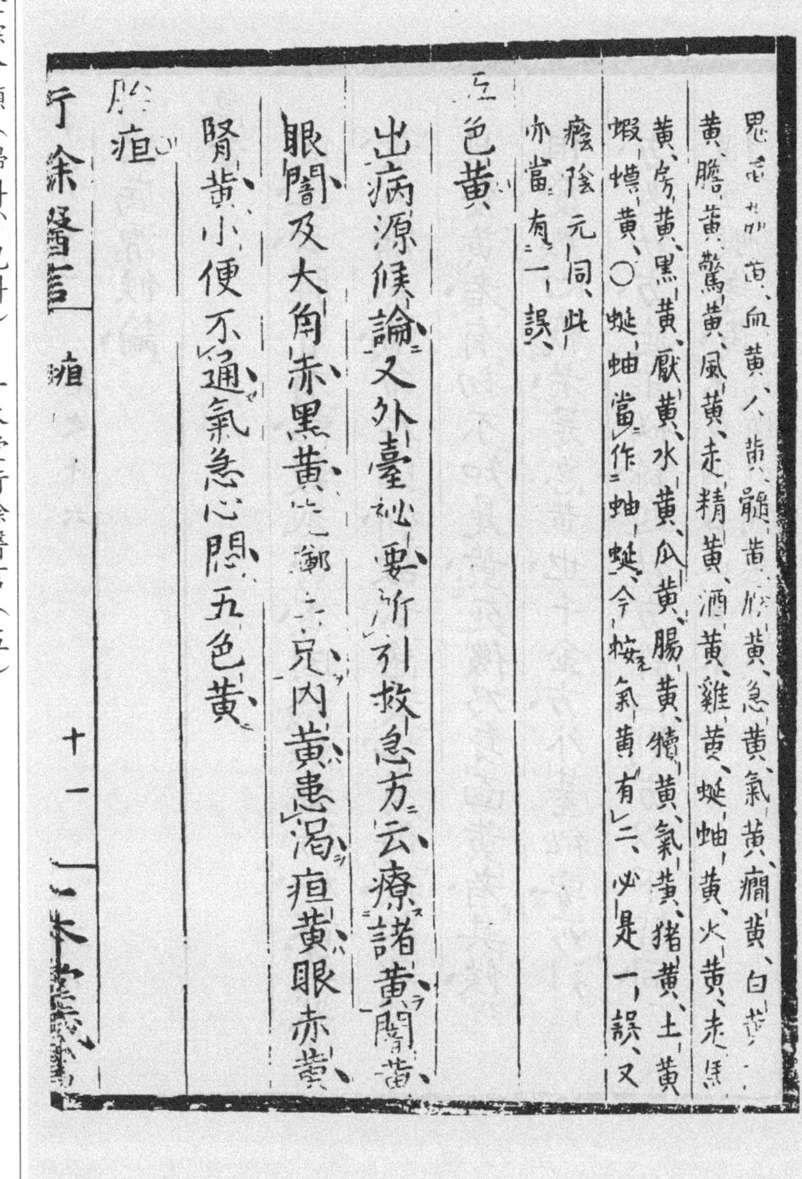
黑疸黃、血黃、人黃、髓黃、肝黃、急黃、氣黃、癇黃、白黃、
黃、膽黃、驚黃、風黃、走精黃、酒黃、雞黃、蜒蚰黃、火黃、走
黃、勞黃、黑黃、獸黃、水黃、瓜黃、腸黃、犢黃、氣黃、豬黃、土黃
蝦蟆黃、〇蜒蚰當作蚰蜒、今按氣黃有二、必是一誤、又
癊陰元同、此
亦當有一誤、

五色黃

出病源候論、又外臺祕要所引救急方云、療諸黃、闇黃、
眼闇及大角赤黑黃、六之一鄉六之一兒內黃、患渴、疸黃、眼赤黃、
腎黃、小便不通、氣急心悶、五色黃、

附疸

行餘醫言　疸　十一　一本堂藏

出病源候論

急黄

同上云脾胃有熱穀氣鬱蒸因為熱毒所加故卒然發黄心滿氣喘命在頃刻故云急黄也有得病即身體目發黄者有初不知是黄死後乃身面黄者其候得但發熱心戰者是急黄也千金方外臺祕要所引濟方必効方延年祕録近効方許仁則方以下皆同〇稱五般急黄本草綱目山豆根條所引備急方云

陰黄○

同上云陽氣伏陰氣盛熱毒加之故但身面色黄頭痛而不發熱名曰陰黄○外臺秘要引之作癊黄且所引廣濟方必效方並同又必效療癊黄汗染衣涕唾黄者方後云備急肘後張文仲深師同本艸綱目麗春艸[illegible]所引蘇頌云癊黄黄

疸○景岳全書云黄之大要有四曰陽黄陰黄表裏發黄膽黄知此四者則黄疸之證無餘義焉此亦未盡也

心疸○

見上○又曰心黄本草綱目阿勃勒條所引陳藏器云

虜黃。

肘後方云比年有虜黃病

腎疸。舌疸。體疸。肝疸。肺疸。髓疸。

俱見上

膏疸。

見上又見千金翼方外臺祕要按外臺祕要作膏癉

肉疸。

見上又千金方云肉疸飲少小便多如白甘色此方

之從酒。千金翼方同。如白作白如。外臺秘要亦同。作如。又外臺秘要引之方後云。古今録驗深師並同。

犯黄、腦黄、行黄、癖黄、噤黄、胞疸

倶見病源候論

風疸

出千金翼方。又病源候論曰。風黄疸。又稱風黄。

時行黄疸

見千金翼方。又曰。天行黄疸。本艸綱目。伏雞子根條。所引陳藏器云。

赤疸馬黄

並出外臺秘要所引刪繁方

白疸

同上又曰白黄本草綱目當歸條所引三十六黄方云白黄色枯舌縮恍惚者語亂者死

飲黄疸

同上所引古今録驗云酒癖及飲黄疸

熱疸。

見仁齋直指又曰熱黄本草綱目白鮮皮條所引甄權云又白蒿條孟詵云

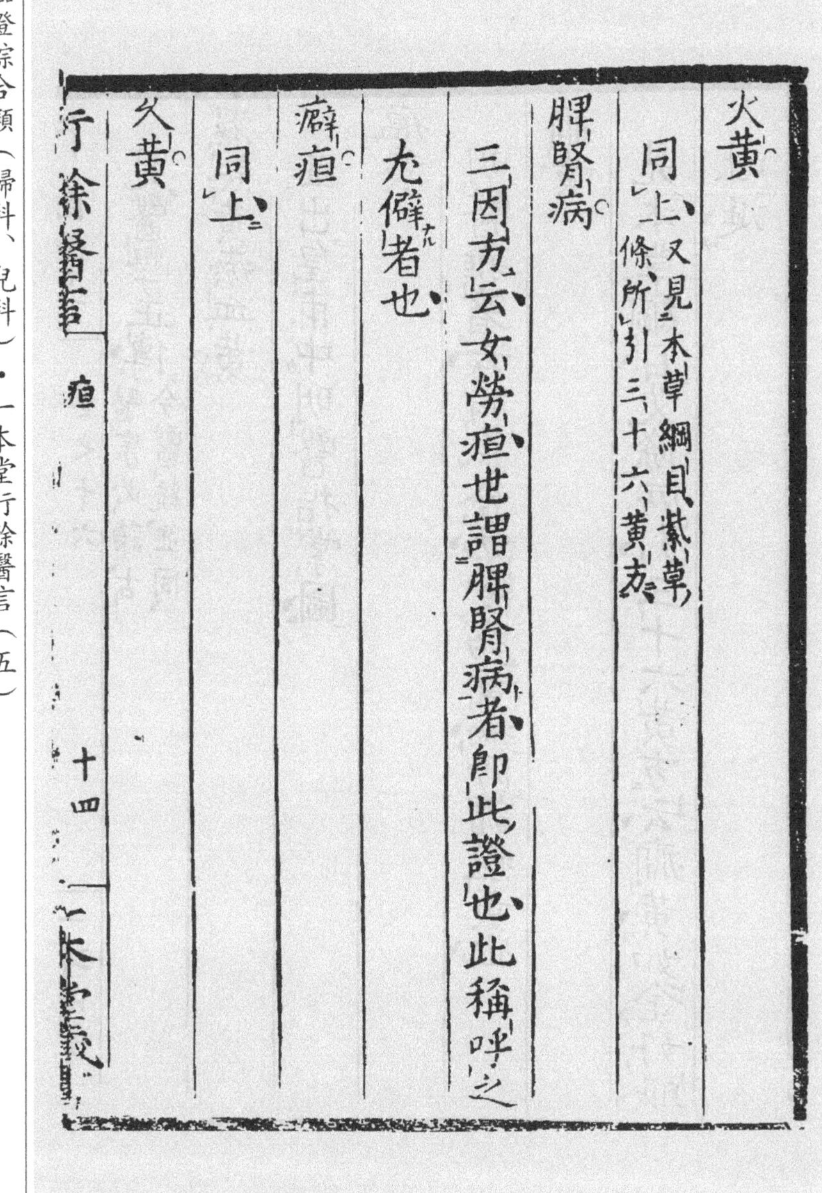

火黃

同上又見本草綱目紫草條所引三十六黃方

脾腎病

三因方云女勞疸也謂脾腎病者即此證也此稱呼之

尢僻者也

癖疸

同上

久黃

行餘醫言　疸　十四　一本堂藏

見醫學正傳、醫宗必讀、古今醫統、並同、

濕熱黃、瘀血黃、

並出皇甫中明醫指掌圖、

瘟黃、

明醫雜著云、時氣發熱、變為黃病、所謂瘟黃也、

瘤黃、

見本草綱目艾條、所引三十六黃方云、瘤黃、如金、好眠、

吐涎、

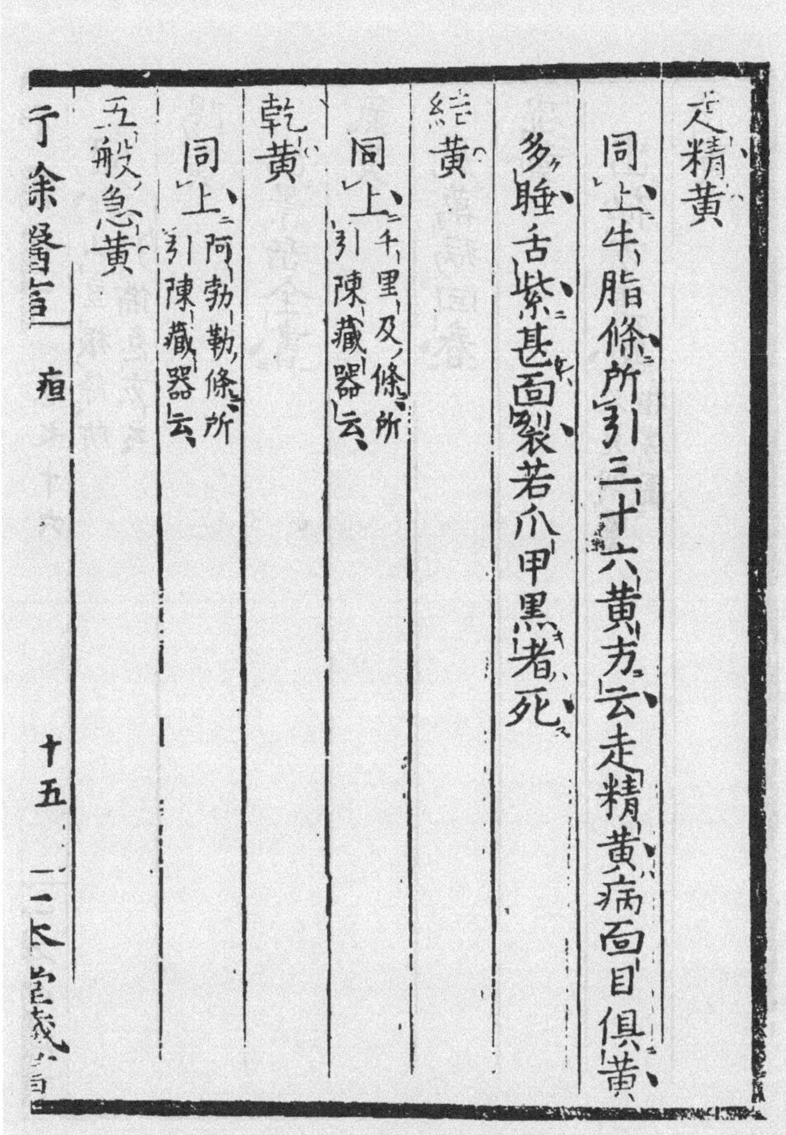

走精黄

同上。牛脂條所引三十六黄方云。走精黄病面目倶黄。多睡。舌紫甚。面裂。若爪甲黒者死。

絡黄

同上。千里及條所引陳藏器云。

乾黄

同上。阿勃勒條所引陳藏器云。

五般急黄

行余醫言　瘟　十五　一本堂藏

同上山豆根條所引備急方云

陽黄

出景岳全書

氣黄

見萬病回春

虚黄

出秘方集驗又見明醫指掌圖

食黄

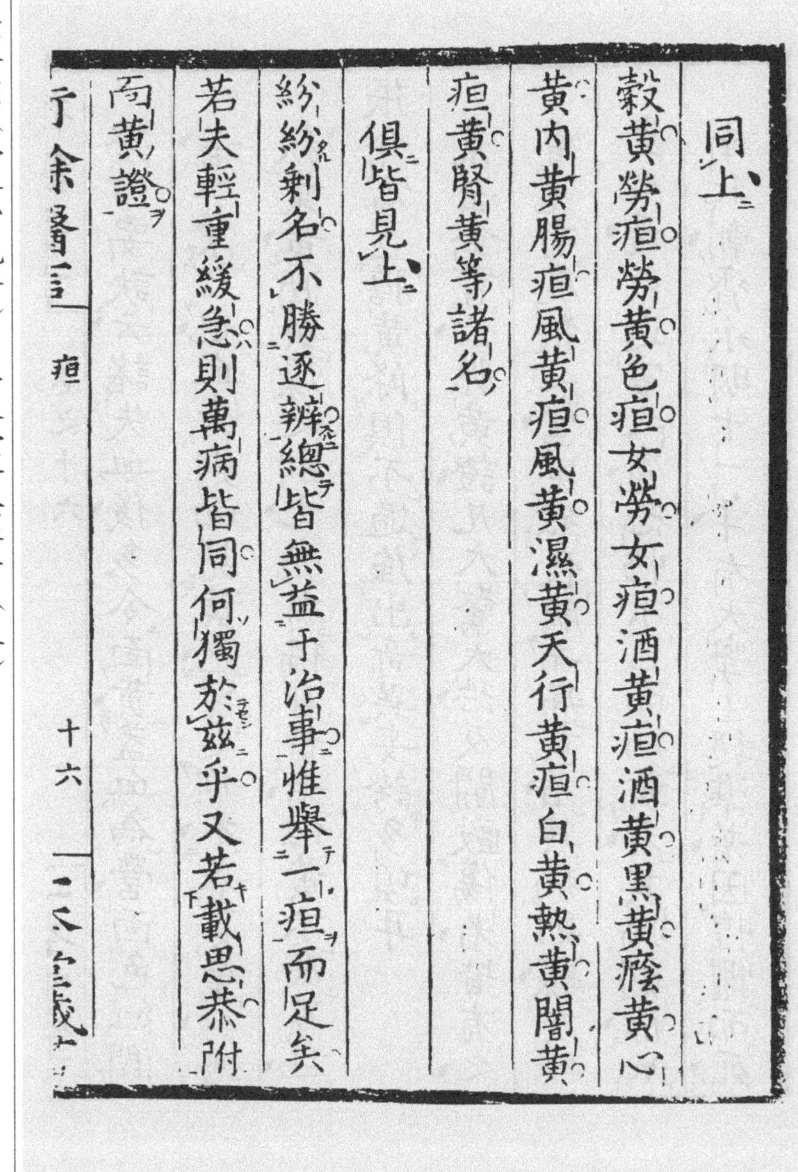

同上

穀黃勞疸勞黃色疸女勞女疸酒黃疸酒黃黑黃癃黃心

黃內黃腸疸風黃疸風黃濕黃天行黃疸白黃熱黃闇黃

疸黃腎黃等諸名

俱皆見上

紛紛剩名不勝逐辨總皆無益于治事惟舉一疸而足矣

若夫輕重緩急則萬病皆同何獨於茲乎又若載思恭附

両黃證

行餘醫言　疸　十六　一本堂藏版

證治要訣云諸失血後多令面黄蓋血為營面色紅潤者血榮之也血去則面見黄色譬之竹木春夏葉緑遇秋葉黄潤與燥之別也亦有徧身黄者但黄不及耳目

張介賓立膽黄條俱不過強出奇異妄誇多項耳

景岳全書云膽黄證凡大驚大恐及鬪毆傷者皆有之嘗見有虎狼之驚突然喪膽而病黄者其病則驟有酷吏之遭或過害之慮恐怖不已而病黄者其病則徐如南北朝齊永明十一年有太學生魏準者因惶懼而死

舉體皆青時人以為膽破即此之類又嘗見有鬪毆之後日漸病黃者因傷膽而然其證無火無濕其人則昏沈困倦其色則正黃如染凡此數證皆因傷膽蓋膽傷則膽氣敗而膽液泄故為此證經曰膽液泄則口苦胃氣逆則嘔苦故曰嘔膽膽氣猶此也且膽附於肝主少陽春生之氣有生則生無生則死故經曰凡十一臟皆取決於膽者正以膽中生氣為萬化之元也若此諸證皆以膽傷膽傷則生氣傷生氣既敗其能生乎所以凡患

此者多致不救然當察其傷之微甚速救其本猶可挽回而鍊石補天之權則操之醫之明者

又若婁英王肯堂加目黃條此謂止目黃而不及身面也乃疸中之輕者耳不須別舉

醫學綱目云經云目黃者曰黃疸然亦有目黃而身不黃者故宜別立篇門◎證治準繩文亦同

又若小兒疸婦女疸固無治療之異術至產後疸亦但須詳日之遠近斟酌之又有胎黃證此乃初生小兒之病詳

見兒科

黄胖者謂農民畏糞氣而病者也蓋糞氣之濃厚猛烈也自外面侵襲束縛而血為之退蔽畏縮不得出榮故使身面黄白浮腫手足爪甲枯皺反揭雖裏面之表亦為糞氣所淹押使呼吸不快故專為短氣或口淡或口苦或脚痠弱或身體倦怠以其自外襲成故心不甚惡且目中淡白非如疸人眼中蘗汁色但疸人色純黄此證則其黄帶白耳又疸者暴病多此證緩病多是以雖久不愈死者至稀

以其非虛證也此病以首認氣急爪反為第一證決即是黄胖也或有疑畏糞説者予曰此甚易曉猶畏漆一般也夫人性不一樣畏與不畏大有逕庭不畏漆之人旦暮觸漆從事於塗飾無少異也畏之者不啻生漆雖觸新髹器亦發痒生瘡身面通赤甚至糜爛此由漆氣擾血故發痒其色赤畏糞者亦何異於是乎哉不畏者日夕稼穡冒屨肥糞曾無少異乃農民之常也畏之者偶患是證耳即與畏漆同復何疑焉近時雖城市士大夫商家男女亦間見

有往來田家患之者而世間俗諺有言黃胖不上貴勢於
不下賤由是槩謂是證農民感冀之疾而非貴家富人之
所患皆作疸治淹久不瘥延綿歲月此由察視不詳也茍
能審診證狀則可治之不難也是證方書槩以飽食硬食
食積蟲積食勞脾勞為說者皆由不得根窮也或謂有吐
黃水喫生米茶葉黃泥黑炭者此以疳病似是證故混視
如此也其謂食勞黃

儒門事親云一男子病疸善食而瘦四肢不舉面黃無

加蓋脾疸之證濕熱與宿穀相搏故也俗謂之食勞黃

食勞疳黃。

者暴病也故仲景以十八日為期食勞黃者宿病也至醫學綱目證治準繩並云食勞疳黃一名黃胖夫黃疸

有久不愈者故宜別立篇門陳治證治大還亦從之按

此名元出衛生寶鑑

脾勞黃病。

見本草綱目鍼沙條所引摘玄方

酒癉黃者皆然。

醫學綱目云酒癉黃用絲瓜連皮子燒灰因癉得病癉湯調下因酒得病酒調下

獨戴思恭稱農民黃腫病者為渇之。

見證治要訣

或又曰胖病。

出萬病回春

或只曰黃腫病。

古今醫統以外皆同

或只曰黃腫

丹臺玉案以外皆同

然而只曰黃腫則疸證之腫者亦皆可謂黃腫也以其近泛濫故今定用黃胖名諸書惟孫文胤說為尤詳矣雖非所用姑記以備考

丹臺玉案云黃腫之證多因蟲積食積之為害也或偶呑硬食過多礙其脾家道路經久不消脾胃失運化之

權濁氣上騰故面部黃而且浮手足皆無血有蟲者又

吐黃水毛髮直指肌膚不澤且好食生米茶葉之類者

是也若腫及四肢者難治腫及腹者不治飲食減少者

不治此以疳疾之似者混說不可取用

又若王璽以黃腫黃胖分立二條者大非也

見醫林集要

又若陳治謂以飲銅山下水發黃為黃胖亦未深考故也

證治大還云某開銅山於英德其山下有水人浣其衣

則膩垢皆去皆以為奇遇之物也以其近便炊爨皆用之未幾人皆黄胖

此非黄胖即銅坑下流之水使人飲之色黄白殆如胖病耳蓋土氣害之也固有氣急之候記享保壬子西海道南海道山陽道山陰道蝗饑人多死民無食物盡掘葛根造粉為餅食之後葛根竭遂掘蕨根造粉為餅食之平時造法極精製者人食之曾無毒害時及饑餓不暇精制歷日粗造帶土氣充枵腹故其民皆色黄白浮腫腹滿氣急

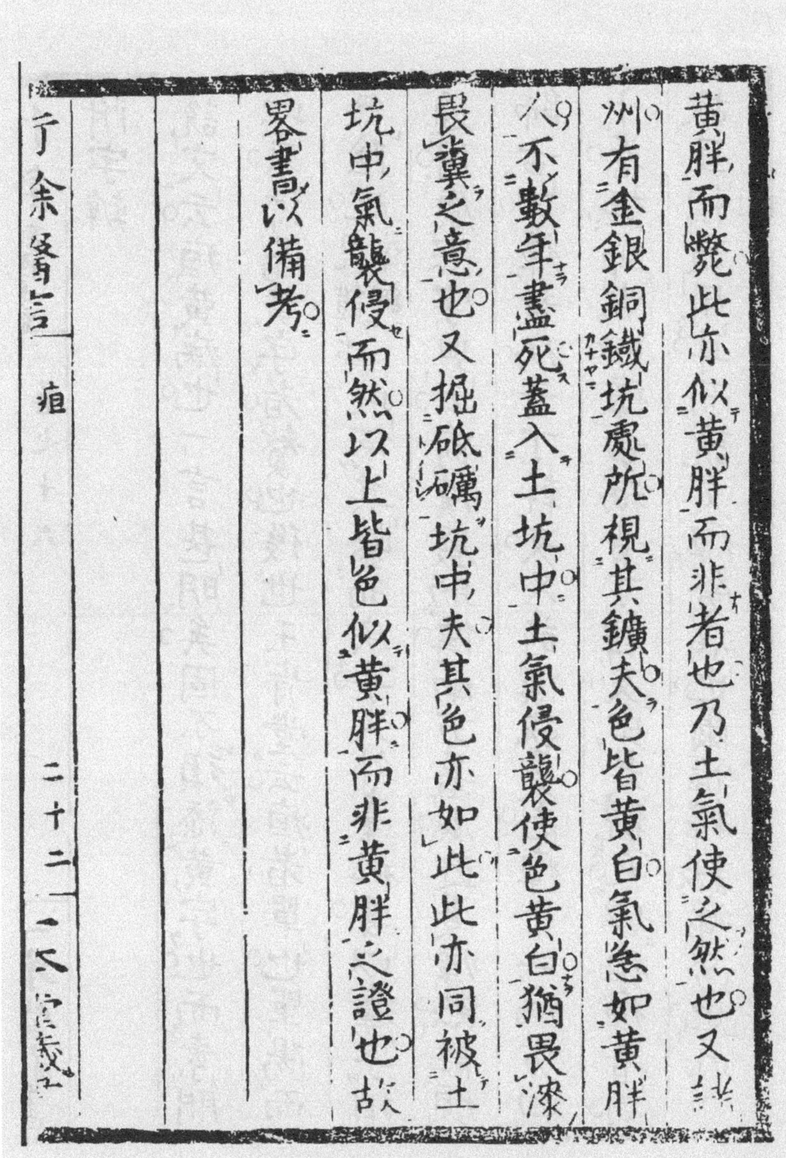

黄胖而皝此亦似黄胖而非者也乃土氣使之然也又紀州有金銀銅鐵坑處所視其鑛夫色皆黄白氣急如黄胖人不數年盡死蓋入土坑中土氣侵襲使色黄白猶畏漆畏糞之意也又掘砥礪坑中夫其色亦如此此亦同被土坑中氣襲侵而然以上皆色似黄胖而非黄胖之證也故畧書以備考

行余醫言　疸　二十二　一本堂藏

附字辨

說文云疸黃病也一言甚明矣固不須添黃字也而素問以來添著黃字者贅也後世王肯堂云疸者單也單陽而無陰也見證治準繩此何其鑿而戾乎又外臺祕要以癉字相通用康熙字典云前漢嚴助傳南方暑濕近夏癉熱註顏師古曰癉黃病音丁幹反又前漢藝文志癉十二病方四十卷註師古曰癉黃病音丁韓反由是觀之以疸癉音同故互相通用耳而說文癉勞病也爾雅釋詁癉勞也此

義也而按素問云脾癉王氷註曰癉謂熱也（奇病論）又云消癉王氷註曰消謂內消癉謂伏熱（通評虛實論）又云癉成為消中王氷註曰癉謂濕熱也（脉要精微論）又云癉瘧王氷註曰癉熱也（瘧論）此皆謂熱也蓋以非有熱則不得成脾癉消癉且謂但熱而不寒為癉瘧觀之可以見矣或云勞或云熱固不近黃義決勿易疸字用之為極是矣正字通云癉疸音同義別六書故疸通作癉誤為尤得之癉又與⿸疒亶同此亦不可用又作癀字彙云音黃疸病康熙字典亦同而正字

通云俗字當從之。又癊字彙正字通康熙字典俱云心病，見釋典佛母大孔雀明王經。三家皆不詳于醫書，故踈失至于是矣。肘後方、外臺秘要並有癊字，何遠覓于釋典乎。一作癊然癊黃元無義理，直以陰黃為佳。又胖蒲官切音槃。正字通云：方言謂體肥曰胖。後世俗義以為浮脂意飠胖大是也。今欲與疸易別，故用俗稱。

治法疸證。全宜茵蔯五苓湯。此乃通用的當之劑也。輕者亦同。若大便秘結者宜茵蔯蒿湯主之。其他宜審察兼證。擇用的方及新處方劑。又俗間用煮蜆汁可治輕證。

茵蔯五苓湯

茵蔯　猪苓　澤瀉　伏苓

桂　朮

右剉。水二合煎取一合分二三服。○金匱方論元以茵蔯蒿末十分五苓散末五分二品相和飲。今皆為湯服。

尤佳。

茵蔯蒿湯

茵蔯蒿　　　　　　　　　　　　　　梔子　　　　　　　　　　　　　　大黄

右剉，水二合，煎取一合，分二三服。小便當利，溺如皂角汁狀，色正赤。一宿腹减，黄從小便去也。或大便泄下二三行，諸證與黄俱减。

梔子蘗皮湯

梔子　　　　　　　　　　　　　　蘗皮　　　　　　　　　　　　　　甘艸

# 一本堂行餘醫言卷之十七

平安　香川修德太沖父著

## 癃　力中切　音隆

癃卽後世所謂淋疾也古時互相稱後人專稱淋夫癃之爲狀也小便澀莖中痛溺出些少頻頻起或點滴瀝瀝或溺不得卒出或溺留莖內及少腹膀胱裏欲去不去欲止不止或小便莖中磣痛或小便不通日夜數十度多至百行甚者瀝瀝晝夜至三百餘起或有小便了少頃將謂已

盡忽冉出些些者或小便閉難胞中覺滿或急欲尿及去
蹇澁難通或痛引小腹或引臍或常有餘瀝或莖中癢悚
然欲戰或先惡寒戰掉而後小便始出或小便前痛尿出
後微快或小便出後莖根莖中及馬口痛若難忍或痛引
會陰前後或唯澁痛移時纔止或卒然而發或有宿病又
有小便前後無澁痛唯日夜數十起者又有小便了已還
唯覺膀胱裏急滿脹不快復小解則尿少出如是者二三
度而纔快者又有小便後至半時一時餘瀝淋淋不[illegible]

或溺似膏便後自出。白如尿澱。或如稠米泔。或如鼻涕。或如粉糊。或尿與精並出。混雜如糊。或至有出筋條及髓條者。或溺赤黃色。或赤如淺紅花汁。或赤黑似小豆羹汁。或尿血多者至升餘。或有出血條者。或出如細沙石。或如米粒。堅硬如有稜角。莖中似破甚者。塞痛令悶絕。種種證候不可縷舉。大凡青年間多患之。老人亦間有之。唯鮮耳。婦人亦同。若夫石癃者。小便出如細沙石者。此非沙石。即是溺澱凝。如細沙碎米。硬碌而出者也。溺澱即如溺桶底之白澱脚是也而古人謂因服乳石大散其石氣不散擁遏下焦熱動所為者尤愚惑之甚也。其未竟服石散之前，世已有石癰說（見神農本艸斑猫條）。况末世不服乳石之人，及此邦未嘗知服石之徒，往往有此證乎。不通何如是耶。此其非因服石有是證，固不須言焉。

按千金方云：石淋多是虛損人服大散，下焦客熱所為。

又云：散石熱動。又外臺秘要所引小品方云：乳石熱動。

又許仁則云：緣先服石，石氣不散，擁遏生熱，故成石淋。

又如楊士瀛以精結者為沙精結散者為膏金石結者
為石則亦愚惑之益鑿者也出直指方
後人辯其非者較勝於悠悠依樣畫胡盧者也
張從政治病沙石淋者云熱在脬中下焦為之約結成
沙石如湯瓶煎煉日久熬成湯鹼今夫羊豕之脬吹氣
令滿常不能透豈眞有沙石而能漏者耶以此知前人
所說服五石丸散而致者恐未盡然出儒門事親劉純云石
淋世俗又名沙石淋子和曰世人多為服金石燥熱之

劉得之常見農家有此證豈是服金石之人也大抵是
膀胱畜熱而成此疾如湯瓶久在火中煮瓶底白碱而
不能去沙石淋之證與此理同其論最為得矣出玉機微義○
孫一奎赤水玄珠所引亦同○劉純引張說改鹼爲碱碱字書所無俗字之尤僻者何以易之乎且撿儒門事
親無農家有此證一段文字又李梴醫學入門云如湯鑵煎久生鹻明醫指掌鹻作醶鹻音廉說文鹵石正字
通石有稜也與鹼義失違亦非醶康熙字典增字云字彙補音未詳鹻磧地名又云按節鹻字之譌此亦用醶
字者誤○又按鹻與鹼同
又馮兆張論淋云自清而濁自柔而堅自
無形而有形要皆一火之化猶水煮為鹽豈眞

出於水臟之內哉。出錦囊秘錄。此較為彼善於此也。又外臺秘要所引范汪方云、石淋出石、或如指頭。證治準繩云、其大者如梅核、予未嘗見也。當不如此大也。

血淋者、尿帶血線、或出鮮血。又有瘀血、或出血條、有續出如肉者。此證亦有竅內下疳瘡未腐膿而獨血出者、即是疳瘡、而非淋疾。又有謂小便單出血而不痛為莖衄者。見丹溪心法附餘。又見錦囊秘錄。

膏淋者、尿中出白物、滑如膏、或尿前出白。繼以濁尿、或小便後白膏瀝出。此皆溺澱、蓋溺不清、而自膀胱中混雜滓泥出來也。以上多是淋疾、或有冒熱步行。

及暑月強力而成者或有忍小便而成者或有忍尿行房事而成者或有房事半途精不漏而成者此多成膿淋門有氣塞而成罷勞而成者而今時所患膿淋本非眞淋疾即是陰莖竅內下疳瘡也蓋陰莖竅內便道及精道或面或中或口生疳瘡疼痛或其腫逮外面小便出時其熱眞鹹掠觸瘡上痛不可忍疳瘡膿潰膿隨尿而出以其莖中痛小便淋瀝全是眞淋之形狀故世總謂之淋疾而不知實是竅內下疳瘡之膿矣古人稱五淋其中有膏淋一證

此乃前所説尿中滓泥白如膏糊故稱膏淋耳固非眞膿何曾謂膿淋乎庸醫不知深察視其莖中痛小便淋瀝謂之淋疾而未嘗知其實痾瘡也予發明竅内下疳而得治驗者數十人近來世人頗有聞予説如發矇暗暗喝采下手取効者是故有膿淋後膿蝕焉口顯然成下疳瘡者又有膿淋淋後變成種種結毒壞證者以是可見其濃淋非癃疾事也詳見黴瘡門濃淋條間有見用淋藥治濃淋而漸愈猶疑淋疾者蓋以淋藥亦須利尿道通宣膀胱留

熱故漸愈耳是以觀世之治淋者甚遲慢而無速効後不用藥漸漸自愈可見其非的當矣此疾固非死證故人自侮慢耳靈素專稱癃

見靈樞（五味篇 經脉篇）熱病篇 素問云有癃者一日數十溲此不足也（奇病論）又云膀胱不利為癃不約為遺溺（宣明五氣篇）又云癃溺血（氣厥論）又云癃痔遺溺（骨空論 刺瘧論）

又稱閉癃

出靈樞經脉篇又云遺溺閉癃（同上）又云實則閉癃虛則遺

溺本輸篇神農本艸又稱癃閉滑石條

癃○㿉㿗癃　癃閟○

同上、并見邪氣藏府病形篇、○癃閟、出素問六元正紀大論、五常政大論、

至陰陽大論○始見淋字○

素問六元正紀大論云小便黃赤甚則淋又云淋閟同上又見保命集及

醫學綱目○予常熟讀運氣七篇其文淺新多不邃古疑是

王冰所增加者不少朱墨混淆不可辨識在今無可奈

之何也況觀素問遺編亦有淋溲淋滿等字則淋字恐

千食醫言 卷之十七

王冰所頃耶淋洩、淋滿、並見本病論遺編者王冰所擬作而運氣七篇其文相似者頗多則益見其可疑也又按靈樞有淋露字九宮八風篇云淋露寒熱官能篇云寒熱淋露淋露者言淋漓惡露也即是帶下濁沃之事而非淋疾之義矣千金翼方云婦人崩中去血帶下淋露去赤白雜汁又靈樞官能篇云寒熱淋露註靈樞者不識熟語或曰人為露所淋必發為寒熱也見馬蒔註證發微或曰或因淋雨或因露風而發寒熱見張介賓類經註其愚暗可笑如是然則運氣中有淋

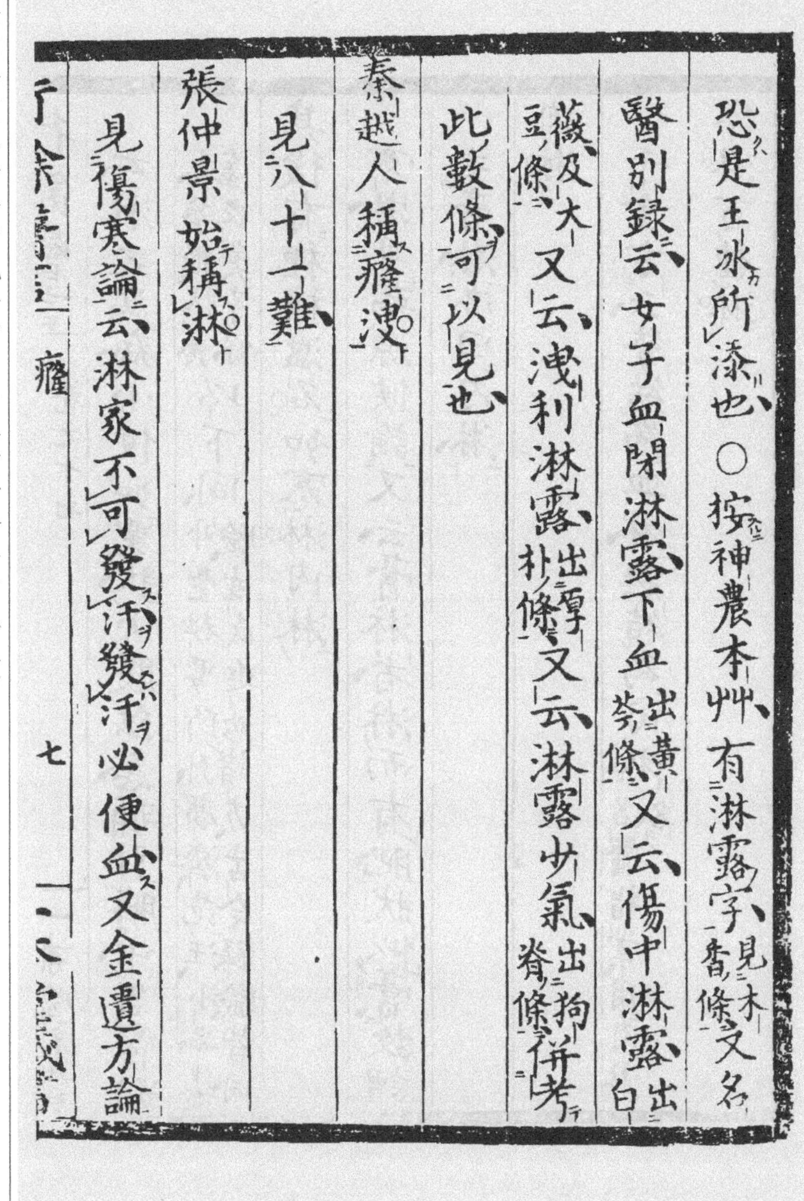

恐是王冰所添也○按神農本艸有淋露字見木香條又名醫別録云女子血閉淋露下血出黄芩條又云傷中淋露出白薇及大豆條又云洩利淋露出厚朴條又云淋露女氣出狗脊條併考此數條可以見也

秦越人稱癃洩○

見八十一難

張仲景始稱淋○

見傷寒論云淋家不可發汗發汗必便血又金匱方論

云淋之為病小便如粟狀小腹弦急痛引臍中名醫別錄葵根伏翼衣魚等條以下同外臺秘要所引廣濟范汪小品集驗崔氏近效諸方古今錄驗皆同其後有種種濫名如寒淋肉淋

寒淋見病源候論又云膏淋者淋而有肥狀似膏故謂之膏淋亦曰肉淋

肉淋

千金方云勞結為血淋熱結為肉淋名醫指掌用肉淋名

淬淋百種淋

並同上、

五淋。

始見神農本艸、桑螵蛸條、而無其目、名醫別録亦同、出芒消、茅根、橘柚、亂髪等條、病源候論諸淋條云、又有石淋、勞淋、血淋、氣淋、膏淋、諸淋形證、各隨名具說於後章、而以一方治之者、故謂之諸淋也、千金方及外臺秘要所引范汪方、必效方等、亦有五淋名、而無目、特外臺秘要所引集驗方云、五淋者、石淋、氣淋、膏淋、勞淋、熱淋也、後世皆從之、而三因方云、諸淋大率有五、曰冷、曰熱、曰膏、曰血、曰石、本艸匯云、五淋者、熱淋氣淋虛淋膏淋沙石淋也、各易名目競立新異要之皆是無益之濫名也、

五癃○

靈樞有五癃津液別篇、而唯論五液不及五癃、五癃卽五淋也、神農本艸、稱五癃者數處、出冬葵子、石葦、石蠶、石龍子、貝子、豚卵、髮髮、燕屎等、條、又見名醫別錄練石草、後世專稱五淋、不知呼五癃以癃為閉之誤也、

三淋

見外臺秘要所引許仁則療淋方即石淋熱淋氣淋也

石癃

見神農本艸斑猫條即是石淋又見名醫別錄有名未用石蠹蟲主治

石淋

同上石膽石蠶馬刀石龍子等條又見名醫別錄桃花石膽地膽鵲肉練石草鯉魚齒等條病源候論千金方及外臺秘要所引范汪方小品方集驗方文仲方古今録驗已下皆同

氣癃○

同上。車前子鼠婦條，名醫別錄，作氣癃。證類本艸玉泉條云，音隆。又鮀魚條云，小兒氣癃。元見靈樞脹論。

氣淋○

出病源候論。千金方同。

癃結○

見神農本艸瞿麥條。

淋結○

見名醫別録伏苓、卷柏、葛上亭長等條。

淋閉。

出神農本艸石龍芻、葛條。

淋瀝。

同上。貝母、白鮮條。又見名醫別録伏苓、澤瀉、茱苡等條。

血淋。

見病源候論、千金方及外臺秘要所引廣濟方同。

熱淋。

同上千金方及外臺秘要所引廣濟方近效方同

勞淋

同上千金方及外臺秘要所引古今録驗同

膏淋

同上千金方以下皆同儒門事親云膏淋曰惑蠱之疾也又曰白淫此乃張之臆說耳

八淋

出中藏經云有冷熱氣勞膏沙虛實之八種又云或色興而敗精不出或迷寵而真髓多輸此亦似謂近世之

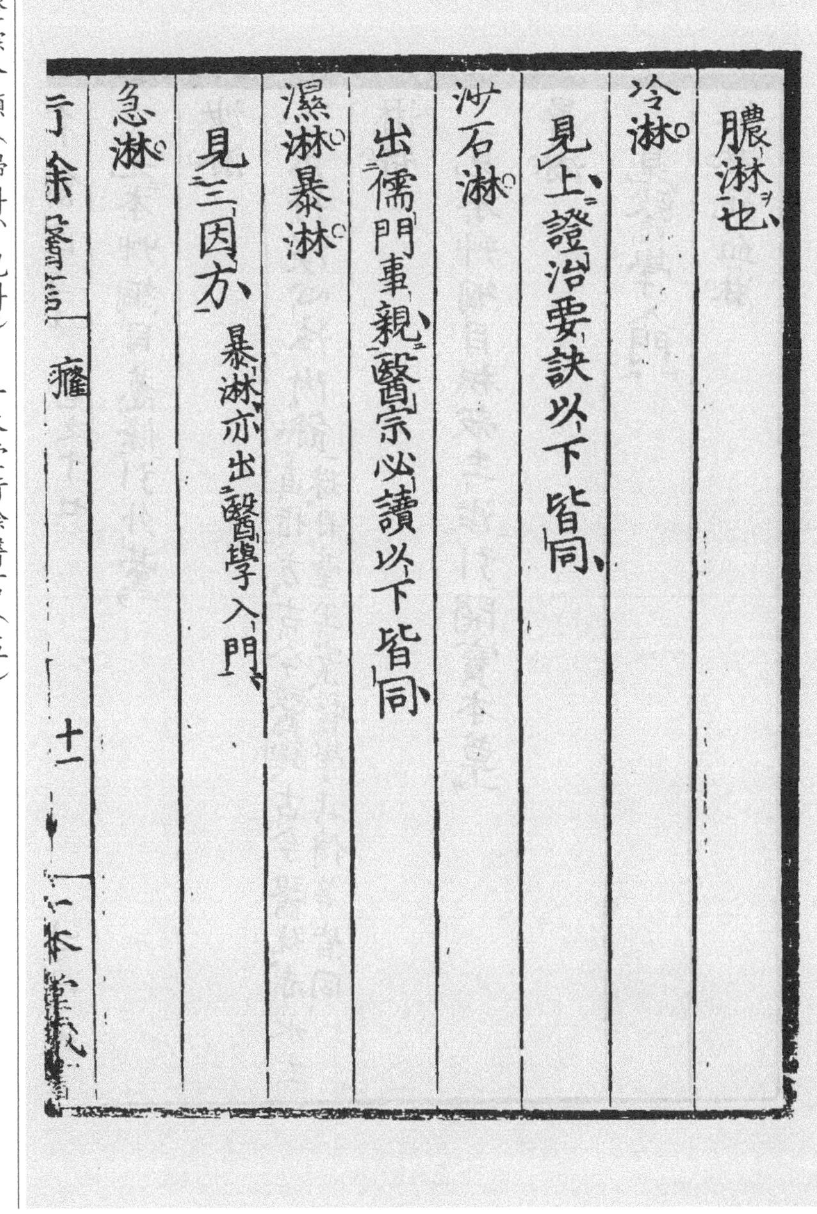

膿淋也。

冷淋

見上證治要訣以下皆同。

沙石淋

出儒門事親醫宗必讀以下皆同

濕淋　暴淋

見三因方

暴淋亦出醫學入門

急淋

見本艸綱目葱條引外臺

沙淋

出丹溪心法附餘直指方古今醫鑑古今醫統赤水玄珠丹臺玉案醫學正傳等皆同

淋癖

見本艸綱目枳殼主治引開寶本草

暑淋

見醫學入門

紅淋死血淋

見萬病回春、又曰尿淋淋癃者、亦甚矣、醫學綱目云溺癃者亦同、

白淋。

見趙氏醫貫、白字可疑、或是膏淋

虛淋。

見上、又見古今醫統、錦囊秘録同、

氣虛淋。

見證治準繩、

久淋類是也

見赤水玄珠

又有以胞痺屬癃者胞痺名元可疑不舉而可也

素問云胞痺者少腹膀胱按之內痛若沃以湯澁於小便上為清涕痺論

又古稱血便便血者多是溺血後世謂大便血亦稱便血故唯稱便血則大小難別直稱溺血糞血而可也觀今時所在溺血多是竅內下疳瘡破走血者也間有癃血者

素問云少腹痛溺赤甚則血便至眞要大論又見六元正紀大論又云

便血一升、再結二升、三結三升、陰陽別論此併言腸澼痔瀰、

又淋疾謂如膿、雖始于范汪方、而竟非眞膿、張從政以下

所言或是痾膿、亦不可知也。

外臺秘要所引范汪方云、淋如膿血、儒門事親淋條云

上涌下泄、有膿有血、玉機微義云、五淋澁痛、小便膿血

丹溪心法附餘云、小便有膿有血、又云、膏淋如膿、古今

醫鑑云、淋如膿、醫學綱目云、小便有膿血出

後世有舉淋為此證、癃為小便閉者、此由不詳於古時所

稱故也靈樞已稱閉癃神農本艸稱淋閉俱非後世小便閉之謂也即是小便澁痛難通猶閉塞之謂也熟讀古書自可見也如張介賓類是已

景岳全書舉淋濁門為此證舉癃閉門為小便閉其他明末清初諸醫多以癃為小便閉者非也

若夫劉完素區區以冷熱爭辨竟非要言況其下者乎皆是醫家之腐譚不足取也

見原病式○赤水玄珠云淋閉一證玉機微義閉[illegible]

書極當檢閱如劉河間之熱羅知悌之寒張潔古分在氣在血之異嚴用和之五淋陳無擇之三因朱彥修之瘀積死血劉宗厚之腎虛火熾述素問靈樞脈經之要旨門分類析甚便後學惟煩人治法尚畧顧今時婦人患此頗多鮮獲奇効緣由未得其眞括也○古今醫統云丹溪云淋雖有五皆屬於熱又云血淋一證須看血色若色鮮者心與小腸實熱若色瘀為積敗之血也丹溪心法附餘云色瘀者乃腎與膀胱虛冷誤也服漢椒

根。意蓋因瘀積，特用辛味行其凝滯之瘀血耳。若謂虛冷而用熱藥，豈理也哉。此其熱因熱用之義也。丹溪既云五淋皆熱，附錄者何相戾焉。其他皆此類也。皆是傳會不通之論，不暇一一舉辨。又按明醫指掌別虛閉疾閉熱閉，亦不足舉論。

小兒亦有此證。

如李時珍云，孩子淋疾。見本艸綱目櫞實條引孫真人方。又云，小兒氣淋。同上大蒜條云：宋寧宗為郡王時，病淋，日夜凡三百起，國醫罔措，或舉孫琳治之，琳用大蒜淡豉蒸餅三物擣丸，令以溫水下三十丸，曰今日進三服，病當減三之二，明日亦然，三日病除。已而果然，賜以千緡。

其說琳曰小兒何緣有淋只是水道不利三物皆能通利故也愛竹翁談叢夫日夜小解三百起非淋而何

云水道不利者即是淋豈得謂小兒無淋乎孫琳是也偶欲異于衆人而作為是言耳可謂大悖謬矣

又云小兒沙淋同上黑大豆條引全幼心鑑

又婦人妊中有患淋瀝者謂之妊淋此亦多兼痔氣但以婦人月血常通徹毒易去故下痔自除耳妊中溺澁亦由有胎蒸鬱膀胱不得疏通而為此證也後世稱子淋者大誤也此非胎病直是妊婦之患耳何得稱子乎凡子腫等名皆同。

又按靈樞論癃專爲獨由酸味。此由不得其説而强爲之辭者耳。若不食酸味而成癃則應是語塞矣。抑爲作何語乎。且觀今之患癃者。固非由酸味而然。則知靈樞之妄不須辨而明矣。

靈樞云、酸走筋、多食之令人癃。又云、酸入於胃、其氣濇以收、上之兩焦、弗能出入也。不出即留於胃中、胃中和温、則下注膀胱、膀胱之胞薄以懦、得酸則縮綣、約而不通、水道不行、故癃。五味篇、

附字辨　癃說文唯訓罷病字彙云膀胱不利為癃正字通康熙字典並有疲癃篤癃之訓而無小便澁閉之說可謂鈌矣癃巳出素問靈樞八十一難專為小便澁閉之字則字彙為特得之後世醫書或云癃者罷也（三因方、證治要訣等云、）或云癃者罷弱而氣不充又云下元罷憊而氣餒弱不能施化（並赤水玄珠云）此就罷義強解之可謂拘泥矣唯為小便澁閉之義則明矣若謂由小便數行成罷憊則大凡病證可為罷憊者何止小便數行乎徒以罷憊言之則瘧痢亦可謂之癃乎不通甚矣亦作𤸷又康熙字典云類篇或作痒恐非也又正字通云梵言優樓頻螺此云木瓜癃胷前有癃如木瓜故此亦瘤字之誤耳必非癃矣又作痳者非也說文云痳疝痛而康熙字典云玉篇小便難博雅痳病字彙亦云小便難又釋名云痳懍也小便難懍懍然也由是醫書有間用此字者與麻痳謬混不用為佳

胞閉

古人唯稱小便不通。後世別立小便閉為一門。古混稱癃閉。閉癃無為強分。後以其暴病危急新立別門。以癃為淋疾。閉為溺閉。雖然古人稱癃閉者。其意以為溺閉固是淋中之一證。非可強別。故連稱耳。今附淋下。備致詳察。

癃閉。閉癃詳見上條。○醫學綱目云閉癃合而言之一病也。分而言之有暴久之殊。蓋閉者暴病為溺閉點滴不出。俗名小便不通是也。癃者久病為溺癃淋瀝點滴

而出一日數十次或百次名痳病是也今分其病立爲

二門證治準繩亦同文全一様不異其他醫書大槩同之不暇悉録

此病多起于倉卒或有忍小便忽閉而不通者又有飽食

大醉之餘卒然而閉者老人恐溺卒閉者多不起壯人雖

不急死終不得入壽數其證欲溺不出臍下滿脹痛苦難

堪及乎三五日之後臍下脹起似生塊大如握拳或如覆

盌按之欲便溺不得出上支作痛呼叫欲死劇者至于此

死矣若其不急死者至數日之後則溺不得輙射出常

浸潤漏下不止延及數年臍下之塊卽膀胱之滿脹也循按摸索臍下可以知也有之者必危又傷風寒時疫大熱已解餘熱尚未全去之時元氣已虛運輸力乏而溺忽閉者間亦有之此證極危若不速通溺則死仲景肇稱轉胞者專指婦人小便閉也

金匱方論云問曰婦人病飲食如故煩熱不得臥而反倚息者何也師曰此名轉胞不得溺也以胞系了戾故致此病但利小便則愈宜腎氣丸主之

然而觀病源候論及外臺秘要所引諸論則元是男子之病而婦人亦同稱耳疑憑是仲景本論已脫而今唯遺婦人門中一論也巢元方稱胞轉

病源候論云胞轉者由是胞屈辟小便不通名為胞轉其病狀臍下急痛小便不通是也此病或由小便應下便強忍之或為寒熱所迫此二者俱合水氣還上氣迫於胞使胞屈辟不得充張外水應入不得入内洩應出不得出外内相壅塞故令不通此病至四五日乃有致

死者、飽食食訖應小便而忍之、或飽食訖而走馬、或小便急因疾走、或忍尿入房、亦皆令胞轉、或胞落並致死、又婦人雜病諸候中亦出胞轉候、病源候論云、胞轉之病、由胞為熱所迫、或忍小便、俱令水氣還迫於胞、屈辟不得充張、外水應入不得入、內溲應出不得出、內外壅脹不通、故為胞轉、其狀小腹急痛、不得小便、甚者至死、仲景云、婦人本肥盛豆舉自滿、全羸瘦豆舉空減、胞系了戾、亦致胞轉、格致餘論豆作且、醫學正傳作頭且、必變文云、婦人本肌肉肥盛、頭舉自滿、令反羸瘦、頭舉中隆、胞系了戾、亦多致此病、醫學綱目引格致餘論、文字異同、肥盛作肌盛、中隆作中空減、今檢諸書、文字異同、或有一誤、但了戾字難解、按康熙字典云、同文舉要、已在包中、本屈曲形、今出而申之、則為了、象子頭身形、說文、象子無臂、此說亦可疑也、私憶了字、互義用之以為屈曲違戾之貌、猶以亂為治之意歟、後閲楊子方言云、軫戾也、郭璞釋曰、相了戾也、由是觀之、了戾二字、古來熟用以為軫戾義者決然而明矣、又按續博物志云、日月晦朔弦望而私者生兒則愚癡瘖瘂鉤絞了戾、外臺秘要所引肘後方范汪方備急方、古今錄驗、張苗說等、並稱胞轉、

至朱震亨○著轉胞論、始專為妊婦病○後世多從之○由不善讀古書之誤也○特如震亨云○其義未詳、必有能知之者○似有所疑○為可稱耳○

格致餘論云、胎婦轉胞病、論轉胞病、胎婦之禀受弱者、

憂悶多者性急躁者食味厚者大率有之古方皆用滑利疏導藥鮮有應效因思胞為胎所墮展在一邊胞系了戾不通耳胎若舉起懸在中央胞系得疏水道自行然胎之墜下必有其由一日吳宅寵人患此脉之兩手似濇重取則弦然左手稍和余曰此得之憂患濇為血少氣多弦為有飲血少則胞弱而不能自舉氣多有飲中焦不清而溢則胞之所避而就下故墜遂以四物湯加參朮半夏陳皮生甘草生姜空心飲隨以指探喉中

吐出藥汁後廿頃氣定又與一貼次早亦然如是與八
貼而安此法未爲的確恐偶中耳後又歷用數人亦效
未知果如何耶仲景云婦人本肥盛且舉自滿全羸瘦
且舉空減胞系了戾亦致胞轉其義未詳必有能知之
者丹溪纂要云一婦孕九月轉脬小便閉脚腫形瘁脉
左稍和而右澁此必飽食氣傷胎系弱不能自舉而
壓膀胱偏一邊氣急爲其所閉當補血養氣又云一孕
婦小便不通脉細弱乃氣血虛弱胎墮膀胱下只用補
藥升起恐遲反加急滿令混婆以香油抹手入產戶托
起其胎溺出如注却以參芪升麻大劑服之或有少急
滿再托如前乎聞一法將孕婦倒竪起胎自墜轉其溺
濺出勝於手托遠矣醫學綱目證治準繩並引之文字

有小異俱作壓膀胱下口

今察是證此由物壓膀胱下口溺道為之窄狹細小故溺不能輒注出耳物即癥也疝也胎也憶當非膀胱轉一偏又非胞系屈戾矣只被癥疝及胎壓著膀胱下口溺不得出膀胱內溺飽滿無所還出漸漸張起堅固如塊見于臍下外面故雖用利水藥而不涓滴通遂至危急若元氣壯盛者延推日月耳又如滴水器上竅閉則下竅水出之喻偶可施之於水脹也不可當是證也今始名稱胞閉蓋私

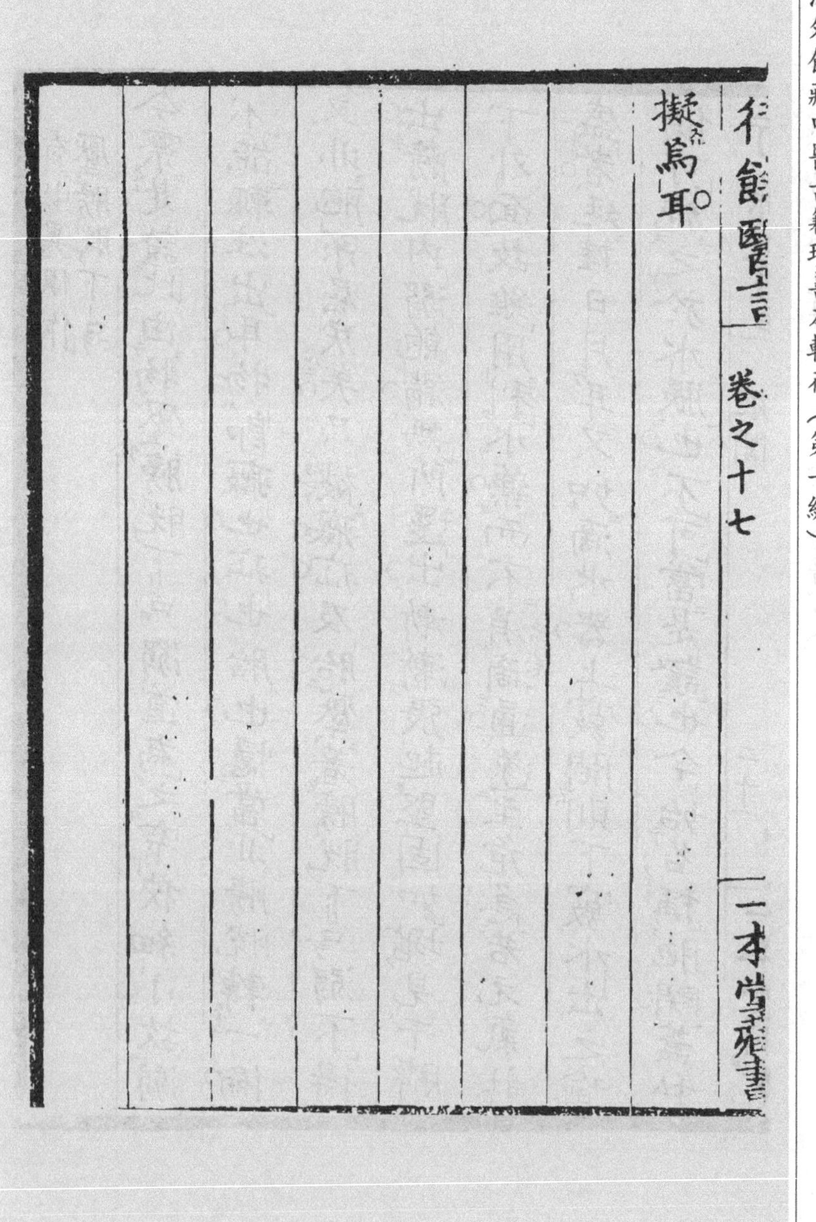

擬爲耳○

行餘醫言　卷之十七　一本堂藏書

痟 音宵 牛彫切

痟即消也即古今醫家所稱消渴也此邦俗呼為燥病者是已古單稱消言猶霜雪氷雹晞日向陽消釋滅盡也蓋以胃中鬱熱乾燥引飲消穀隨飲隨渴隨食隨饑其所飲所食之精粹不能榮養一身皆悉滲下成溺而脫失故周身無滋潤之資血精無續充之輸日就乾澁月成瘦削津液滲脫胃中益燥灌潤失道舌乾口燥皮膚枯腊血色湔去黃黑憔悴小便數多溺多於所飲無鹹味黃色而溺色

清白味甘作甜氣遂以白濁如膏如脂在溺桶中滚涌[illegible]
泡浮在溺面如油有光瀲在桶邊如相燭淚雖有背寒微
熱目眩耳焦唇裂舌燥手足偏廢大便秘結等種種無證
而究竟以渇不止只管欲飲小便多出善饑多食為此證
之當而無證則抑末矣此證多不得起其得愈者百中
二三耳如千金方云能愼禁者雖不服藥而自可無他[illegible]
誤矣至末傳發癰疽變腫脹者聖濟總録以為不治之證
皆為最得之不但末傳其得瘥者至廿故此證消間恒

亦多發癰疽可深愼也

千金方云治之愈否屬病者若能如方節愼旬月可瘳不自愛惜死不旋踵方書醫藥寔多有効其如不愼者何其所愼有三一飲酒二房室三鹹食及麪能愼此者雖不服藥而自可無他不知此者縱有金丹亦不可救深思愼之　消渇門

蘭室秘藏云總録所謂末傳能食者必發腦疽背瘡不能食者必傳中滿鼓脹皆謂不治之證見消渇條○按婁英醫學綱目、

王肯堂證治準繩並引之作聖濟總録皆為必死不治之證

蓋消者斯疾之名也渴者斯疾之證狀也因消故渴若非胃中有熱而内消何得渴而欲飲乎故揭消為標但消非病字故冠以為病名也又以尋常渴而欲飲者亦謂之渴此只一旦之事而非重篤之疾如孟子所謂渴者易為飲及醫書所謂譬猶渴而鑿井鬭而鑄兵不亦晚乎是也出素問四氣調神大論但以病疾之渴而欲飲者胃中久熱之所致而非一旦之事病疾則必渴矣固不須加渴字故今號[illegible]

痟一字定為本條啓其始也古單稱消或曰消癉曰消渴曰風消曰肺消曰鬲消曰消中曰熱中又曰渴曰善渴曰善饑曰中熱曰炅中曰脾癉曰苦渴

素問云二陽結謂之消出陰陽別論又見脉要精微論又云凡治消癉仆擊偏枯痿厥氣滿發逆肥貴人則高粱之疾也又云消癉虛實何如曰脉實大病久可治脉懸小堅病久不可治並出通評虛實論靈樞云人之善病消癉者何以候之荅曰五藏皆柔弱者善病消癉曰

何以知五藏之柔弱也答曰夫柔弱者必有剛強剛強多怒柔者易傷也曰何以候柔弱之與剛強答曰此人薄皮膚而目堅固以深者長衝直揚其心剛剛則多怒怒則氣上逆胸中畜積血氣逆留髖皮充肌血脉不行轉而為熱熱則消肌膚故為消癉此言其人暴剛而肌肉弱者也出五變篇又云夫中熱消癉則便寒寒中之屬則便熱胃中熱則消穀令人懸心善饑臍以上皮熱腸中熱則出黃如糜胃中熱腸中寒則疾饑小腹痛脹

師傳篇又云心脉微小爲消癉肺脉微小爲消癉肝脉微小爲消癉脾脉微小爲消癉腎脉微小爲消癉邪氣藏府病形篇又云心脆則善病消癉熱中肺脆則苦病消癉易傷肝脆則善病消癉易傷脾脆則善病消癉易傷腎脆則苦病消癉易傷本藏篇素問云夫子數言熱中消中不可服高粱芳草石藥石藥發癲芳草發狂夫熱中消中者皆富貴人也今禁高粱是不合其心禁芳草石藥是病不愈願聞其說曰夫芳草之氣美石藥之

氣悍二者其氣急疾堅勁故非緩心和人不可以服此二者曰不可以服此二者何以然曰夫熱氣慓悍藥氣亦然二者相遇恐內傷脾脾者土也而惡木服此藥者至甲乙日更論 腹中論 又云麁麤大者陰不足陽有餘為熱中也 脉要精微論 又云脉尺麁麤常熱者謂之熱中 平人氣象論 又云所謂甚則嗌乾熱中者陰陽相薄而熱故嗌乾也 脉解篇 又云民病熱中 六元正紀大論 又云癉成為消中 脉要精微論 又云有病口甘者病名為何

何以得之曰此五氣之溢也名曰脾癉夫五味入口藏於胃脾為之行其精氣津液在脾故令人口甘也此肥美之所發也此人必數食甘美而多肥也肥者令人內熱甘者令人中滿故其氣上溢轉為消渴治之以蘭除陳氣也　奇病論　靈樞云虛則熱中出糜以氣溺色變禁服篇又云中熱則胃中消穀消穀則蟲上下作腸胃充郭故胃緩胃緩則氣逆故唾出　五癃津液別篇又云中熱而喘　雜病篇○又素問刺腰痛篇云中熱而喘　素問云嗌燥耳聾中熱氣

交變大論、又云、中熱脹、六元正紀大論、又云、寒反熱中、又云、熱中聾瞑、素問云、
二陽之病發心脾、有不得隱曲、女子不月、其傳為風消、
其傳為息賁者、死不治、陰陽別論、又云、心移寒於肺、肺
消、肺消者、飲一溲二、死不治、氣厥論、又云、心移熱於肺、
傳為鬲消、同上、又云、其人肥則風氣不得外泄、則為熱
中而目黃、風論、（者使人熱中者非病名也、）○又異法方宜論云、魚靈樞云、心脉滑
甚為善渴、邪氣藏府病形篇、或云、喜渴涎出、厥病篇、或
云、咽路焦、故舌本乾而善渴、五味篇、素問云、冬刺秋分、

病不已、令人善渴。診要經終論或云嗌乾善渴。五常政大論或云苦渴數飲。刺熱篇或云渴而妄冒。氣交變大論此只下多謂一日之渴口乾苦渴。評熱病論熱渴而欲飲。至真要大論又見靈樞經脉篇渴引水漿。同上口乾善渴。風論胃乾而渴。痿論又云逢大熱而渴。玉版篇云腹痛渴甚。熱論云口燥舌乾而渴。至真要大論云心下熱善飢。渴欲冷飲。瘧論嗌乾引飲。六元正紀大論靈樞云鹹走血、多食之令人渴。五味篇又云肝脉小甚為多飲、微小為消癉。邪氣藏府病形篇已上靈樞云胃熱則消穀、穀消故善饑。大惑論又云消穀善饑。經脉篇又云熱中善饑。五邪篇素問云血

行餘醫言　卷之十七　一本堂藏書

并於陽氣并於陰乃為炅中調經論又靈樞厥病篇有渴字
已上諸説皆是素靈作濫名之偏者已如此之煩矣宜乎
後世無眼之徒徒自泛然妄作漫稱也無要之言不容不
辨焉而古時未有腎消三消之名標消渴者肇於張仲景
金匱方論云男子消渴小便反多以飲一斗小便一斗
腎氣丸主之神農本草中稱消渴者十二條名醫別錄
中亦二十八條病源候論千金方同翼方
外臺秘要等皆同後世醫書多從之
至千金方古今錄驗始稱腎消而三消之名稍稍啓端

外臺秘要所引古今録驗論消渴病有三一渴而飲水多小便數無脂似麩片甜者皆是消渴病也二喫食多不甚渴小便少似有油而數者此是消中病也三渴飲水不能多但腿腫脚先瘦小陰痿弱數小便者此是腎消病也特忌房勞

劉完素張從政以下專稱三消李杲陳言許叔微朱震亨楊士瀛等皆同

保命集云論曰消渴之疾三焦受病也有上消中消腎消上消者上焦受病又謂之鬲消病也多飲水而少食

大便如常或小便清利知其燥在上焦也中消胃也渴而飲食多小便黃經曰熱能消穀知熱在中腎消者病在下焦初發為膏淋下如膏油之狀至病成而面色黧黑形瘦而耳焦小便濁而有脂

宜明論云世傳消渴病及消瘦弱或小便有脂液者為消腎也此為三消病也消渴消中消腎經意但皆熱之所致也

儒門事親云三消之說當從火斷夫一身之心火甚於

上爲膈膜之消甚於中則爲腸胃之消甚於下爲膏之消甚於外爲肌肉之消上甚不已則消及於肺中甚而不已則消及於脾下甚而不已則消及於肝腎外甚而不已則消及于筋骨四臟皆消盡則心始自焚而死矣故素問有消癉消中消渴風消膈消肺消之說消之證不同歸之火則一也故消癉者衆消之總名消中者善饑之通稱消渴者善飲之同謂惟風消膈消肺消此三說不可不分風消者二陽之病二陽者陽明也陽明

者胃與大腸也心受之則血不流故女子不月脾受之則味不化故男子少精皆不能成隱曲之事火伏於內久而不已爲風所鼓消渴腸胃其狀口乾難飲水而不嚥此風熱格拒於賁門也口者病之上源故病如是又經曰二陽結謂之消此消乃腸胃之消也其善食而瘦者名曰食㑊此消乃肌肉之消也膈消者心移熱於肺傳爲膈消王太僕云心肺兩間中有斜膈膜下際內連橫膈膜膈膜非在心肺間者妄甚故心移熱于肺久久傳化內爲

膈熱消渴而多飲者此雖肺金受心火之邪然止是膈消未及于肺也故飲水至斗亦不能止其渴也其狀多飲而數溲或不數溲變爲水腫者皆是也此消乃膈膜之消也肺消者心移寒於肺肺主氣令心爲陽火先受陽邪陽火内鬱火鬱内傳肺金受制火與寒邪皆來乘肺肺外爲寒所薄氣不得施内爲火所爍亢極水復故皮膚索澤而辟著溲溺積濕而頻并上飲半升下行十合故曰飲一溲二者死膈消不爲寒所薄陽氣得宣

散於外故可治肺消為寒所薄陽氣自潰于中故不可治此消乃消及於肺臟者也又若脾風傳之腎名曰疝瘕少腹寃熱而痛出白液名曰蠱王大僕云消爍脂肉如虫之蝕日漸損削此消乃膏液之消也此非消病牽合為説鑿之甚者也故後人論三焦指以為腎消此猶可治久則變瘵不救必死此消乃消及於腎臟者也夫消者必渴渴亦有三有甘之渴有石之渴有火燥之渴肥者令人內熱甘者令中滿其氣上溢轉為消渴經又曰味厚者發熱

靈樞亦曰鹹走血多食之令人渴鹹入于胃中其氣上走中焦注於肺則血氣走之血與鹹相得則凝乾而善渴血脉者中焦之道也此皆肥甘之渴夫石藥之氣悍適足滋熱與熱氣相遇必內傷脾此藥石之渴也陽明司天四之氣嗌乾引飲此心火為寒水所鬱故然少陽司天三之氣炎暑至民病渴大陽司天甚則渴而欲飲水行淩火火氣鬱故然少陰之復渴而欲飲少陽之復嗌絡焦槁渴引水漿色變黃赤又傷寒五日少陰受之

故口燥舌乾而渴、腎熱病者、苦渴數飲、此皆燥熱之渴也、故膏粱之人、多肥甘之渴、石藥之渴、藜藿奔走之人、多燥熱之渴、二者雖殊、其實一也、故火在上者、善渴、火在中者、消穀善饑、火在上中者、善渴多飲而數溲、火在中下者、不渴而溲白液、火偏上中下者、飲多而數溲、此其別也、

蘭室秘藏云、陰陽別論云、二陽結謂之消、脉要精微論云、癉成為消中、夫二陽者、陽明也、手陽明大腸、主津、病

消則目黃口乾是津不足也足陽明胃主血熱則消穀善饑血中伏火乃血不足也結者津液不足結而不潤皆燥熱為病也此因數食甘美而多肥故其氣上溢轉為消渴治之以蘭除陳氣也不可服膏粱芳草石藥其氣慓悍能助燥熱也經云凡治消癉仆擊偏枯痿厥氣滿發逆肥貴人則膏粱之疾也後分為三消高消者舌上赤裂大渴引飲逆調論云心移熱於肺傳於膈消者是也以白虎加人參湯治之中消者善食而瘦自汗大

便硬小便數叔和云口乾飲水多食饑虛癉成中消者是也以調胃承氣三黃丸治之下消者煩燥引飲耳輪焦乾小便如膏叔和云焦煩水易虧此腎消也以六味地黃丸治之

三因方云三消脉證渴病有三曰消渴消中消腎消渴屬心故煩心致心火散蔓渴而引飲經云脉軟散者當病消渴諸脉軟散皆氣實血虛也消中屬脾癉熱成則為消中消中復有三有寒中熱中強中寒中陰勝陽鬱

久必為熱中、經云脉洪大、陰不足、陽有餘則為熱中、多食數溲、為消中、陰狂興盛、不交精泄、則為强中、三消病至强中、不亦危矣、消腎屬腎、盛壯之時、不自謹惜、快情縱慾、極意房中、年長腎衰、多服丹石、真氣既喪、石氣孤立、唇口乾焦、精溢自洩、不飲而利、經云腎實則消、不渴而小便自利、名曰消腎、亦曰内消、具他、如和劑局方、茯兔丹下云、治痟渴、痟中、痟腎、本事方、有治消渴三痟圓、名、丹溪心法附餘云、消渴養肺降火生血為主、分上中下治、三消皆禁用半夏、仁齋直指云、渴之為病有三、曰消渴、曰消中、曰消腎、分上中下三焦而應焉、及明朝醫者、所言莫不皆同也此乃劉張李陳之所論皆是懸空過鑿何暇一一辨乎其中張從政愈過詳而愈過鑿者也殊不知病疾全是胃中鬱熱之所為而決非肺心脾腎之所關矣蓋胃中元氣苟有鬱滯不運則成蒸成熱為欬為喘諸患莫不競起肺心脾肝腎腸皆不能受庇澤得灌養而莫一處不惡不止此已大凡上下左右內外皆失其資衆候隨生故人身莫貴於胃又莫要於胃苟胃元健運則上下內外雖有小不順而無大害隨即復舊此胃元之所最貴也後世不知斯

義因有三焦三消之說遂乃益捜其一層之冥奧鑿空捕風無所不至究竟消渇歸于腎虚而已此乃勢之所必然也明末醫流之所為即是此元由立上中下三消之說而然若欲分之則四消渇亦可五消渇亦可六消渇亦可何止於三乎故今斷為一痟疾其有諸證者衆疾皆然亦非止痟疾況說其因者自巢元方已不得其說漫為因服石而其石氣成熱以致此證者其妄不亦甚大乎若不服丹石人有此疾則何以為說耶

病源候論云夫消渴者渴不止小便多是也由少服五石諸丸散積經年歲石勢結於腎中使人下焦虛熱及至年衰血氣減少不復能制於石石勢獨盛則腎為之燥故引水而不小便也其病變多發癰疽此坐熱氣留於經絡不引血氣壅澀故成癰膿

千金方云夫內消之為病當由熱中所致小便多於所飲令人虛極短氣夫內消者食物皆消作小便也而又不渴正觀十年梓州刺史李文博先服白石英既久忽

房道强盛經月餘漸患渴經數日大利日夜百行以來百方治之漸以增劇四體羸憊不能起止精神恍惚口舌焦乾而卒此病雖稀甚可畏也又云强中之病者莖長興盛不交精液自出也消渴之後即作癰疽皆由石熱凡如此等宜服豬腎薺苨湯制腎中石熱也又云年少懼不能房多服石散眞氣既盡石氣孤立惟有虚耗脣口乾焦精液自洩或小便赤黄大便乾實或渴而且利日夜一石或渴而不利或不渴而利所食之物皆化

小便此皆由房室不節之所致也又云所以服石之人於小便利者石性歸腎腎得石則實實則能消水漿故利小利多則不得潤養五臟臟衰則生諸病

外臺秘要所引有近效恐腎虛熱渴小便多除風濕理石毒止小便去皮膚瘙調中方

凡云服石致此證者自隋唐以及宋醫人皆然謬誤不須言程衍道訂梓外臺秘要之日既致其疑云按後條古人喜石宜消渴令服石者少何有此證緣酒多令中

三焦熱藏腑燥亦致消渴不必皆由服石也

此邪絕無服丹石者而自古至今患此證者多有之則益可以見醫書空論之不足取信矣孫思邈又說因酒此則有之但此亦是證之一因而非盡皆然也

千金方云凡積久飲酒未有不成消渴然大寒凝海而酒不凍明其酒性酷熱物無以加脯炙鹽鹹此味酒客耽嗜不離其口三觴之後制不由已飲噉無度咀嚼鮓醬不擇酸鹹積年長夜酣興不解遂使三膲猛熱五臟

乾燥木石猶且焦枯在人何能不渴

古今以腎虛為此證之本因者至多其說已肇於李郎中

此亦乃有之亦此證之一因耳

外臺秘要所引近效祠部李郎中消渴方論曰消渴者原其發動此則腎虛所致每發即小便至甜醫者多不知其疾所以古方論亦闕而不言今略陳其要按洪範稼穡作甘以物理推之淋餳醋酒作脯法須臾即皆能甜也足明人食之後滋味皆甜流在膀胱若腰腎氣盛

則上蒸精氣氣則下入骨髓其次以為脂膏其次為血肉也其餘別為小便故小便色黄血之餘也騷氣者五藏之氣鹹潤者則下味也腰腎既虚冷則不能蒸於上穀氣則盡下為小便者也故甘味不變其色清冷則肌膚枯槁也猶如乳母穀氣上洩皆為乳汁消渴疾者下洩為小便此皆精氣不實於内則便羸瘦也又肺為五藏之華蓋若下有煖氣蒸即肺潤若下冷極即陽氣不能昇故肺乾則熱譬如釜中有水以火煖之其釜若以

板蓋之則煖氣上騰故板能潤也若無火力水氣則不上此板終不可得潤也火力者則為腰腎強盛也常須暖將息其水氣即為食氣食氣若得煖氣即潤上而易消下亦免乾渴也○後世或曰眞水不竭安有所謂渴哉楊士瀛仁齋直指或曰口乾不休曰消渴多食善消曰消中小便頻數曰消腎乃心脾與腎三經之火症也而心脾二經之熱又皆由於腎虛其根源非本於腎耶三焦雖自為病而其本總歸腎經孫文胤丹臺玉案或曰治消之法無

分上中下先治腎為急趙獻可醫貫此皆過於遠推而陷於鑿空者也其他悉區區乎上中下三消之分名而終未知得實際之至要也

獨徐春甫說稍近得要領

古今醫統云經云有心肺氣厥而渴者有肝脾而渴者有脾癉而渴者有腎熱而渴者有言胃與大腸熱結而渴者有言小腸癉熱而渴者有因病瘧而渴者有因肥甘美食而渴者有醉飽入房而渴者有因遠行勞倦遇

夫熱而渴者有因傷害胃乾而渴者有因病風而渴者雖五藏之部分不同而病之所因各異其為燥亡液一也獨三焦者為病甚未必不由微而至於漸也又云消渴雖有數者之不同其為病之肇端則皆膏粱肥甘之變酒色勞傷之過皆富貴人病之而貧賤者鮮有也

今汎視患此證者非止高貴富有之人必有之審察其所因來則必是在飽食多啖之人其次即痛飲沈醉之徒又有生質强盛而房事過度之人或患此證者若虛弱之人

或此證者至希何則薄劣胃氣固不能放飯饕餮又不能
酗醟又不能恣逞婬事所以自無此證也特强盛者縱慾
恣情不謹食色以成此證耳多視此證得免死者甚少又
有云此證有蟲者此乃希有之事非比比有之
本艸綱目苦楝根皮附方引洪邁夷堅志云苦楝根白
皮一握切焙入麝香少許水二椀煎至一椀空心飲之
雖困頓不妨下蟲如蚘而紅色其渴自止消渴有蟲人
所不知○按仁齋直指云治消渴有蟲出夷堅志苦楝

根云云不妨自浸下蟲三四條狀如蛔蟲其色真紅而渴頓止乃知消渴一證有蟲耗其津液

古今濫名舉示以戒子弟欲使知其無益于診候而有害于治事如夫內消

始見病源候論云內消病者不渴而小便多是也由少服五石石熱結於腎內也熱之所作所以服石之人小便利者石性歸腎腎得石則石石則消水漿故利利多不得潤養五臟臟衰則生諸病由腎盛之時不惜其氣

恣氣快情致使虛耗石熱孤盛則作消利故不渴而小便多○千金方以下皆同後世以是為下消為腎消

強中。

又云強中病者莖長興盛不痿精液自出是由少服五石五石熱住於腎中下焦虛少壯之時血氣尚豊能制於五石及至年衰血氣減少腎虛不復能制精液若精液竭則諸病生矣○千金方外臺秘要以下皆同

渴利。

又云、渴利者、隨飲小便故也、利者、謂小便多利也、非大便利○千金方外臺秘要以下皆同、

腎消渴○

見千金方、茯神圓下云集驗、名宣補丸、治腎消渴小便數者、按外臺祕要云千金療腎消渴小便數、宣補丸方後云、集驗同、又平人夏月喜渴一條論中、名曰腎渴、今考千金方腎渴條消渴、未知孰是否、○又引千金云、消渴利方、今考千金方唯云渴利、無消字、

腎消。

出外臺秘要、所引古今錄驗、○外臺、又引千金、又腎消夜尿七八升、今考千金方、作消中、日夜尿七八升、未知孰是否、

久渴。出名醫別錄白芷條、

上消中消。消腎三消。

保命集、宣明論、已見上○儒門事親以下皆同

膈膜消、腸胃消、膏液消、肌肉消、肥甘渴、藥石渴、燥熱渴

儒門事親云、已見上、

行餘醫言　卷之十七　一本堂

高消

蘭室祕藏云、已見上即上消、

下消

同上已見上

消中復有三寒中熱中强中

三因方云、已見上

痟渴痟中痟腎

見和劑局方已出于上○仁齋直指同、

三痟。

見本事方已出于上○仁齋直指同

渴疾。

見仁齋直指

脾消又有三消中寒中熱中。

證治要訣云脾消又自有三曰消中曰寒中曰熱中

果木渴。

又云又有果木渴因多食果子所致

瘴渴。血渴。

三因方云瘴渴者北人往南方瘴地多有此疾又云又有婦人産蓐去血過多而渴者名曰血渴非三消類不可不審。

陰消。

見本草綱目牛膝條引名醫别録

腎渴

出醫學綱目

消疾。

見後漢書李通傳云素有消疾註消中之疾

大陽經渇。陽明經渇。少陽經渇。大陰經渇。少陰經渇。厥陰經渇。

見證治準繩○赤水玄珠稱東垣六經渇治例同引此六渇誤矣此乃唯渇之事而非痟疾之渇引入消渇門中者大非也又三因方云或云渇旡外所因且傷寒脉浮而渇屬太陽有汗而渇屬陽明自利而渇屬少陰及

陽毒傷寒倍重燥盛而渴甚者有中暑伏熱累取不差而渴者有瘴毒氣深寒熱而渴者得非外因此亦非痟疾之渴非可引入消渴門故併書焉

酣飲消渴

出醫林集要

酒渴

出醫學六要

或分陰陽

見景岳全書、

其他紛紛議論。唯口可言而皆是懸空過鑿。絶不見造詣之實際。

靈樞云、鹹走血、多食之、令人渴、何也、曰、鹹入於胃、其氣上走中焦、注於脉、則血氣走之、血與鹹相得則凝、凝則胃中汁注之、注之則胃中竭、竭則咽路焦、故舌本乾、而善渴、血脉者、中焦之道也、故鹹入而走血矣、五味篇 此靈樞之論渴者也、二千年來、數百醫人奉戴此迂誕之

說而未嘗有一言半句闢其非者何耶呵呵

明戴思恭云三消得之氣之實血之虛也久久不治氣儘虛則無能為力矣有一僧專用黃耆飲加減其論蓋以益血為主三消小便去多上消消心心火炎上太渴而小便多中消消脾脾氣熱燥飲食倍常皆消為小便下消消腎腎衰不能攝水故小便雖多而渴然小便既多津液必竭久而未有不渴者謂之全不渴未有的論諸消不宜用燥烈峻補之劑惟當滋養證治要訣

劉純云謹按先生三消之論始言天地六氣五味以配養人身六位五臟而究乎萬物之源終引內經論渇諸證以辨乎世方熱藥之誤此物立象反覆詳明非深達陰陽造化之機者孰能如是哉夫治此疾者補腎水陰寒之虛而瀉心火陽熱之實除腸胃燥熱之甚濟身中津液之衰使道路散而不結津液生而不枯氣血利而不澁則病日已矣豈不以滋潤之劑養陰以制燥滋水而充液哉何故世論消渇者多不知其意謂因下部腎

水虛不能制其上焦心火使上實熱而多煩渴下虛冷而小便若更服寒藥則元氣轉虛而下部腎水轉衰則上焦心火尤難治也但以煖藥補養元氣若下部腎水得實而勝退上焦心火則自然渴止小便如常而病愈也吁若此未明陰陽虛實之道也夫腎水屬陰而本寒虛則為熱心火屬陽而本熱虛則為寒若腎水陰虛則心火陽實是謂陽實陰虛而上下俱熱矣以彼之言但見消渴數溲妄言為下部寒爾豈知腸胃燥熱怫鬱使

之然也且夫寒物屬陰能養水而瀉心熱物屬陽能養火而耗水今腎水既不勝心火則上下俱熱奈何以熱藥養腎水欲令勝心火豈不闇哉彼不謂水氣實者必能制火虛則不能制火故陽實陰虛而熱燥其液小便淋而常少陰實陽虛不能制水小便利而常多此又不知消渴小便多者蓋燥熱太甚而三焦腸胃之腠理怫鬱結滯緻密壅塞而水液不能滲泄浸潤於外以養乎百體故腸胃之外燥熱太甚雖多飲水入於腸胃之内

終不能浸潤於外故渴不止而小便多水液既不能滲泄浸潤於外則陰燥渴而無以自養故久而多變於聾盲瘡瘍痤疿之類而危殆其為燥熱傷陰也明矣（玉機微義）

張介賓云消證有陰陽尤不可不察如多渴者曰消渴善饑者曰消穀小便淋濁如膏者曰腎消凡此者多由於火火盛則陰虛是皆陽消之證也至於陰消之義則未有知之者蓋消者消爍也亦消耗也凡陰陽血氣之屬日見消敗者皆謂之消故不可盡以火證為言何以

見之如氣厥論曰心移寒於肺為肺消飲一溲二死不治此正以元氣之衰而金寒水冷故水不化氣而氣悉化水豈非陽虛之陰證乎又如邪氣藏府病形篇言五臟之脉細小者皆為消癉豈以微小之脉而為有餘之陽證乎此內經陰消之義固已顯然言之而但人所未察耳故凡治三消證者必當察其脉氣病氣形氣但見本元虧竭及假火等證必當速救根本以資化源若但知為火而專務清理未有不陰陽俱敗者矣景岳全書

又云三消證古人以上焦屬肺中焦屬胃下焦屬腎而多從火治是固然矣然以余論之則三焦之火多有病本於腎而無不由乎命門者夫命門為水火之腑凡水虧證固能為消為渴而火虧證亦能為消為渴者何也蓋水不濟火則火不歸原故有火遊於肺而為上消者有火遊於胃而為中消者有火爍陰精而為下消者是皆真陰不足水虧於下之消證也○又有陽不化氣則水精不布水不得火則有降無升所以直入膀胱而飲

一溲二以致泉源不滋天壤枯涸者是皆真陽不足火虧於下之消證也陰虛之消治宜壯水固有言之者矣陽虛之消謂宜補火則人必不信不知釜底加薪氤氳徹頂槁禾得雨生意歸巔此無他皆陽氣之使然也亦生殺之微權也余因消證多虛難堪剥削若不求其斵喪之因而再伐生氣則消者愈消無從復矣故再筆於此用以告夫明者同上

喻昌云消渴之患常始於微而成於著始於胃而極於

肺腎始如以水沃焦水入猶能消之既而以水投石水去而石自若至於飲一溲一飲一溲二則燥火劫其眞陰操立盡之術而勢成熇熇矣内經有其論無其治金匱有論有治矣而集書者採傷寒論厥陰經消渴之文湊入後人不能決擇斯亦不適於用也蓋傷寒傳經熱邪至厥陰而盡熱勢入深故渴而消水及熱解則不渴且不消矣豈雜證積漸爲患之比乎謹從内經擬議言之經謂凡治消癉仆擊偏枯痿厥氣滿發逆肥貴人則

膏粱之疾也此中消所繇來也肥而不貴食弗給於鮮
貴而不肥飡弗過於饕肥而且貴醇酒厚味孰為限量
哉久之食飲釀成內熱津液乾涸求濟於水然水入尚
能消之也愈消愈渴其膏粱愈無已而中消之病遂成
矣夫既癉成為消中隨其或上或下火熱熾盛之區以
次傳入矣上消者胃以其熱上輸於肺而子受母累心
復以其熱移之於肺而金受火刑金者生水而出高源
者也飲入胃中遊溢精氣而上則肺通調水道而下令

火熱入之高源之水為暴虐所逼合外飲之水建瓴而下飲一溲二不但不能消外水且并素醞水精竭絕而盡輸於下較大腑之暴注暴泄尤為甚矣故死不治也所謂由心之肺謂之死陰死陰之屬不過三日而死者此之謂也故飲一溲二第一危候也至於胃以其熱由關門下傳於腎腎或以石藥耗其眞女謁竭其精者陽強於外陰不內守而小溲渾濁如膏飲一溲一腎消之證成矣經謂石藥之性悍又謂脾風傳之腎名曰疝瘕

少腹寃熱而痛出白液名曰蠱明指腎消爲言醫和有云女子陽物也晦淫則生内熱惑蠱之疾此解寃熱及蠱義甚明王大僕謂消爍肌肉如蠱之蝕日漸損削乃從消字起見淺矣淺矣夫惑女色以喪志精泄無度以至水液渾濁反從火化亦最危候經云君火之下陰精承之故陰精有餘足以上承心火則其人壽陰精不足心火直下腎中陽精所降其人夭矣故腎者胃之關也關門不開則水無輸泄而爲腫滿關門不閉則水無底

止而為消渴消渴屬腎一證金匱原文未脱其曰飲一斗溲一斗者腎氣丸主之於以蒸動精水上承君火而止其下入之陽光此正通天手眼張子和輙敢詆之既詆仲景復謏河間謂其神芎丸以黄芩味苦入心牽牛大黄驅火氣而下以滑石引入腎經將離入坎眞得黄庭之秘顛倒其説阿私所好識趣卑陋若此又何足以入仲景之門哉何栢齋消渴論中已辯其非昌觀戴人吐下諸案中從無有治消渴一案者可見無其事即無

其理矣篇首論火一段非不有其理也然以承氣治壯火之理施之消渴又無其事矣故下消之火水中之火也下之則愈熾中消之火竭澤之火也下之則愈傷上消之火燎原之火也水從天降可滅徒攻腸胃無益反損夫地氣上為雲然後天氣下為雨是故雨出地氣地氣不上天能雨乎故亟升地氣以慰三農與亟升腎氣以漑三焦皆事理之必然者耳不與昔賢一為分辨後人亦安能行其所明哉　醫門法律

以上諸論槩皆莫非引據素靈就陰陽心腎坎離水火五行生尅而言究竟懸空臆度唯口可言而目不可見之妄説猶釋氏談天堂地獄然也元雖無用之冗論固非吾門所取而聊錄一二以戒子弟欲使其不眩惑邪説耳其他醫書亦皆無出斯範圍故不盡載焉

後世又有以食亦為此證者似則似矣而私思此自一證未見可決為瘠疾則不可引入此證中矣亦不過欲多其名稱耳若以善食而瘦而言之則凡如勞瘵胃虛兒疳皆

然何獨痟瘦哉○

素問云大腸移熱於胃善食而瘦入謂之食亦胃移熱於膽亦名食亦氣厥論○王冰註云胃為水穀之海其氣外養肌肉熱消水穀又鑠肌肉故善食而瘦入也食亦者謂食入移易而過不生肌膚也亦易也○按皇甫謐甲乙經作大腸移熱於胃善食而溲名曰食㑊又胃移熱於膽亦名食㑊今考林億等新校正云按甲乙經入作又王氏註云善食而瘦入也殊為無義不若甲乙經作又讀連下文而今本瘦作溲亦作㑊者誤矣若然則林億等又當有考按矣由其無說乃知今之甲乙經板字俱誤寫也後世醫學綱目赤水玄珠等作食㑊者亦自以而誤耳全失詳考之所致也又按康熙字典㑊字下云素問尺脈緩濇謂之解㑊又病名善食而瘦謂之食㑊以亦由暗于醫事而然也

特有可為一捧腹之事予常謂古今醫人之懵懂也徒醉生夢死於醫籍邪説之中而未嘗見知其外抖擻精神亦於是鼓舞筆舌亦於是故聽其言則縱橫廣運無所不至若正其事則非耄作兒戲必是詖言邪辭此乃由在陰陽五行裏開閉耳目而終不學聖人正大誠明之道也其不學之弊遂致如是大疎漏乃記以資笑具

張杲醫説云提點鑄錢朝奉郎黄沔久病渴極疲瘁予每見必勸服八味丸初不甚信後累醫不痊謾服數兩

遂安或問渴而以八味丸治之何也對曰漢武帝渴張仲景為處此方蓋渴多是腎之眞水不足致然若其勢未至於消但進此劑殊佳且藥性温平無害也（泊宅編）○余曾於說郛中涉獵方勺泊宅編此書固畧抄未見全書今又無其本書故不可考其詳然由醫說題曰仲景治渴則此泊宅編全文不可疑也且其稱予者即方勺自言也非張杲所言也而江瓘名醫類案以此為張杲所治者可謂麁矣

江瓘名醫類案云張杲治提點鑄錢朝奉郎黃沔久病渴極疲瘁張每見必勸服八味丸初不甚信後略治不痊謾服數兩遂安此以下至終五十八字全同醫說○後云出泊宅編惡何其謬乎蓋泊宅編者張杲所記以引也豈有先之方勺記後之張杲所為之理乎哉亦可附一噱矣

趙獻可醫貫云或問曰下消無水用六味地黃丸可以滋少陰之腎水矣又加附子肉桂者何蓋因命門火衰不能蒸腐水穀水穀之氣不能熏蒸上潤乎肺如釜底

無薪鍋蓋乾燥故渴至于肺亦無所禀不能四布水精並行五經其所飲之水未經火化直入膀胱正謂飲一升溺一升飲一斗溺一斗試嘗其味甘而不鹹可知矣故用附子肉桂之辛熱壯其少火竈底加薪枯籠蒸溽槁禾得雨生意維新惟明者知之昧者鮮不以爲迂也昔漢武帝病渴張仲景為處以方至聖玄關今猶可想八味丸誠良方也瘡疽痊後及將痊口渴甚者舌黃堅硬者及未患先渴或心煩燥渴小便頻數或白濁陰痿

飲食少思肌膚消瘦及腿腫脚瘦口齒生瘡服之無不効

向之所謂其言縱横而正其事則謬妄殆不可言此元由欲揄揚八味丸而為斯大旨聾耳故其言之不可信決然可見矣吁八味六味素何有如此奇効哉弗思甚矣余恐彼所謂明者陷斯妄阱而永不知出也

呉崑醫方考云此卽前方六味地黄丸加附子肉桂也

渴而未消謂其人多渴喜得茶飲不若消渴之求飲無

厥也。然為心腎不交，水不足以濟火，故令乞液口乾。乃是陰無陽而不升，陽無陰而不降，水下火上，不相既濟耳。故用肉桂附子之辛熱，壯其少火，用六味地黃丸，益其眞陰。眞陰益，則陽可降；少火壯，則陰自升。故竈底加薪，枯籠蒸溽，槁禾得雨，生意維新。惟明者知之，昧者鮮不以為迂也。昔漢武帝病渴，張仲景為處此方，至聖玄關，今猶可想。

然亦與前條不異，末十句剿竊趙語，猥陋尤甚，眞是俗誘所謂同穴妖狐皆是欺惑衆人衒售賤術之為耳大凡明末醫流之陷斯窠臼者不可舉數而其著書立論大部長策甘言巧語成世潑害極多極甚不亦可痛嘆乎余亦昧者之徒不曾為迂却為大妄癡不亦宜乎

夫張仲景者後漢末建安年間人也武帝者前漢第五代主也其間相距幾三百年矣豈有三百年後之仲景為三百年前之武帝處方之理哉此僅讀書者皆能知之何以抗顏健吻時行名醫作斯懵懂耶此無他乃由徒為醫書

所縛不知其外也偶有門人在側陽難曰先生不可責醫
人如是之甚雖大儒亦有之昔者司馬子長作史記著扁
鵲傳以為秦越人亦治百二十年前已滅虢國太子尸厥
則私謂神醫或應為如是奇妙否乎余亦陽驚訝曰有是
哉有是哉但此非神醫所為也必是鬼儒鬼醫為斯幻妄
伎倆耳相對一笑蓋文人之舞弄詞藻與醫者之衒飾妄
誕其罪惟均其失豈得不同乎
又按靈樞說渴含糊不決固不足取也併出使知其鑿也

靈樞云鹹走血多食之令人渴何也曰鹹入於胃其氣上走中焦注於脈則血氣走之血與鹹相得則凝凝則胃中汁注之注之則胃中竭竭則咽路焦故舌本乾而善渴血脈者中焦之道也故鹹入而走血矣　五味篇

附字辨

痟字始出周禮天官疾醫云春時有痟首疾鄭玄註云痟酸削也首頭痛也疏云頭痛之外別有酸削之痛也又說文云酸痟頭痛又文選左思蜀都賦芳追氣邪味蠲癘痟唐劉良註云痟亦頭病也周禮四時皆有癘疾春多痟首之疾漢書相如常有痟病此皆以頭痛頭病為解然而靈樞已云若夫度之人痟瘦而形肉脫者惡可以度量刺乎經水篇〇按馬蒔註無解張介賓註云痟通作消亦未詳又吳勉學醫統正脈校本云音消渴病此亦違矣蓋以單

稱痟則是渴病如靈樞本文則專是唯瘦瘠之義而決非渴病之意然全以痟為臞瘠義說且顧野王玉篇云痟渴病雖今之漢書司馬相如傳作消渴而古或作痟渴故諸書引漢書作痟渴者不一況劉良亦云相如有痟病韻會小補云漢司馬相如痟渴疾是也痟消元相通故互書耳私疑周禮痟亦應是痟疾也古今多稱消渴非謂不當但消元消息字而非病名痟乃由消中命名又兼消瘦之義故改今名按諸字書消者盡也滅也減也退也釋也殺也衰也又稱消瘦卽息之反以其息者生也又如素問著至教論云筋骨以消亦從容論云形氣消索又云五藏消爍八十一難云肌肉消瘦飲食不為

膚皆是滅退衰盡之意參合數條其義自明　又劉熙釋名作消㵣云㵣渇也腎
氣不周於胸胃中津潤消渇故欲得水也說文亦以㵣為
欲飲義又謂渇盡也為竭義雖然孟子明有饑渇字且漢
書素靈俱稱消渇則以渇字為欲飲義極是至當說文以
下諸字書紛紛多端不得明決獨正字通辨正尤詳其說
云諸家竭音傑訓負舉渇音竭訓水盡㵣訓欲飲从欠渇
會意俗誤用渇按竭渇音義通饑渇與水涸之渇通不必
泥說文別加欠作㵣舊註引正譌分㵣渇為二非揭訓負

舉正謂以竭為負舉不當溷渴尤非正韻五屑渴巨列切註水涸周禮渴澤亦作竭三曷渴丘葛切註盡也水涸也又饑渴刪𣗥不載據此說益信正謂迂泥不必從也故𣗥字不可用又𤸪一作䏲渴一作㵣並僻字不可用玉篇云㵣亦作暍字彙存兩義正字通云本作暍康熙字典不據玉篇而引正字通本作暍者何耶要之頗涉疑似無取㵣字為是○又如孫文𡚁云消者易消之謂也迂矣迂矣已消故能多飲善食若非有内熱以消之何為其甚饑渴乎此

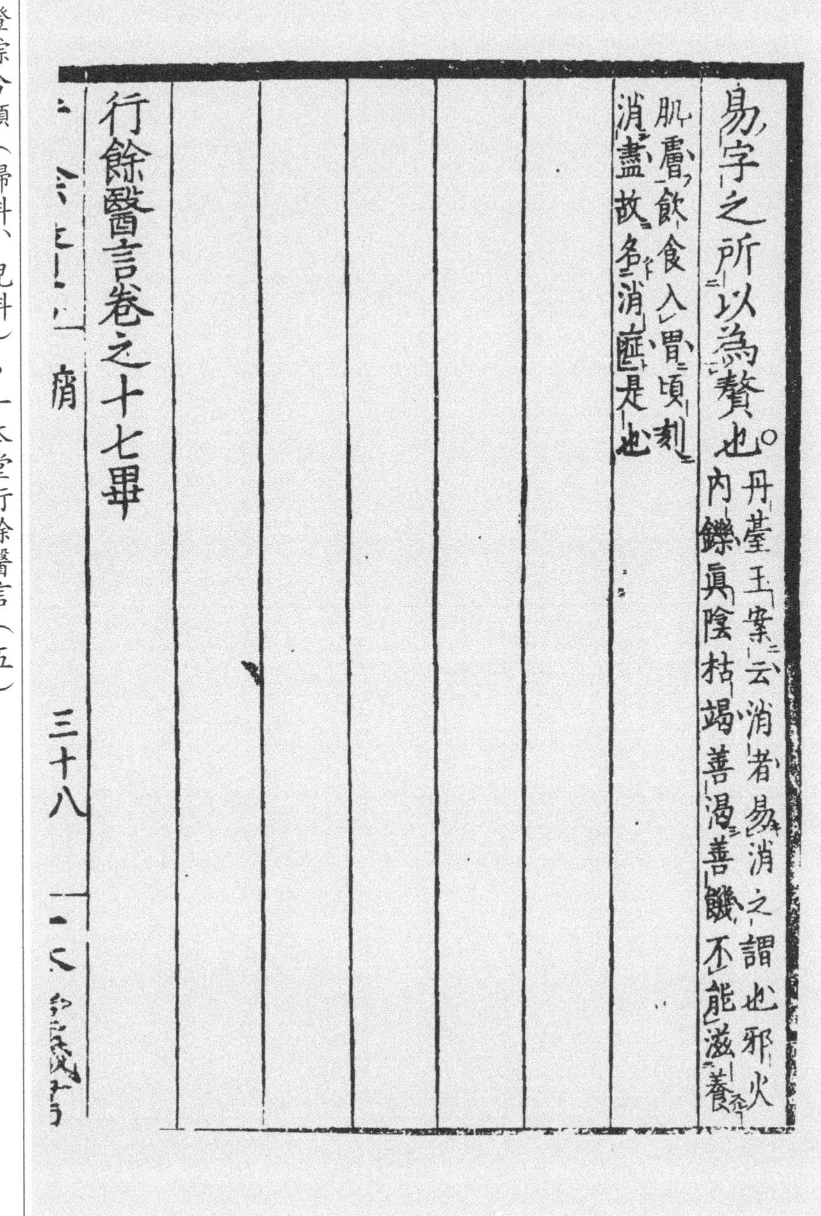
易字之所以爲贅也。丹臺玉案云消者易消之謂也邪火內鑠真陰枯竭善渴善饑不能滋養肌膚飲食入胃頃刻消盡故名消癉是也

行餘醫言卷之十七畢

# 一本堂行餘醫言卷之十八

香川修德太冲父 著

痱芳未切音費 附 㾫 痹 健忘 耄

痱即今醫俗所謂中風之總稱也或偏廢或全廢或多忘癡心雖使不卒死者終是廢人故總謂之痱夫痱之爲病多必先爲卒倒其卒發之狀也忽然僵仆委地昏憒不省人事如沈醉人或牙關緊急或痰涎壅塞咽喉作喘響如拽鋸聲或口眼喎斜手足癱瘓或半身不遂或頻頻大欠

或睡息必鼾或遺尿失禁輕者即時甦醒發過如故雖不施治而自愈重者乍醒乍寐或大聲喚起病人之名字或應或不應一二日內畧知人事能食者漸醒多[疒扁]宜隨其輕重以施保護之術至重者呌喚不答鼾睡如雷氣喘痰潮面赤如粃遺尿吐沫水漿不下搖頭戴眼髮直眼合口開手撒則死此即癱之急證也又有卒倒後或稍醒反復鼾睡只管大欠失音不語手足動搖藥食畧下經四五日而死者此急癱之稍緩者也醫俗謂之卒中風又曰卒中

並非也素靈謂之擊仆又曰仆擊
素問云凡治消癉仆擊偏枯痿厥氣滿發逆肥貴人則
高粱之疾也通評虛實論靈樞云其有三虛而偏中於邪風
則爲擊仆偏枯矣九宮八風篇又云脾脈大甚爲擊仆邪氣藏府
病形篇擊仆者言猶有所擊而倒也乃形容卒倒之狀也
婁英曰其卒然仆倒者經稱爲擊仆世又稱爲卒中見醫
學綱目今按素問遺篇本病論云卒中偏痺手足不仁卒
中字始見于此婁以遺篇語而不取之乎抑未看到耶

蓋遺篇必是王冰所僞撰何也由刺法論中有出嵇語三字決知出于王之手也〇千金方稱卒中風劉完素又云俗謂之卒中風（出病式）徐春甫又謂急中風（出古今醫統）爾後醫家及俗間通稱卒中皆非也古人又稱卒厥死蹷者疑是此證古今醫統又云痙厥類風尸厥痰厥氣厥血厥酒厥等證亦與中風相似也其痙厥尸厥血厥各於本門辨之氣厥即許之所謂氣中也痰厥酒厥並杜撰之謬名也（按外臺秘要所引崔氏方備急方古今錄驗皆有卒中風字

卒倒醒後多成偏證不爲卒倒而直成偏者比比亦有之偏卽醫家所謂偏枯是也

偏枯元出素問風論陰陽別論通評虛實論生氣通天論靈樞熱病篇刺節眞邪篇邪氣藏府病形篇○熱病篇云偏枯身偏不用而痛言不變志不亂神農本草梅實條云偏枯不仁死肌○素問又有支廢字五常政大論

夫偏之爲證手足及身或左或右或輭弱或癱刺一偏廢而不能遂吾用是也言其無證或眉目蠕動口眼喎僻靈樞作口目爲噼經筋篇金匱方論云寸口脈浮而緊緊

則爲寒浮則爲虛寒虛相搏邪在皮膚浮者血虛絡脈空虛賊邪不瀉或左或右邪氣反緩正氣卽急正氣引邪喎僻不遂云云是言雖勝于諸書而未免風邪之故態今當改之曰或左或右喎僻之地正氣固强不僻之地氣脫皮緩故强氣引之歪邪一偏與痛相反以其僻處正氣而不僻之地乃偏廢之地也靈樞有以桑鉤鉤之之說出經筋篇今俗亦然又有用膏藥貼之者畢竟無益之末技也何効之有按神農本草蟹條云喎僻面腫又蛞蝓條云賊風喎僻名醫別錄蝸

牛條亦同

或頭面顫掉或手指肘臑酸痛拘攣癱瘓不仁或足指膝胻酸痛拘攣癱瘓不仁或手足嚲曳不覺痛痒或肌肉瞤惕皮膚頑厚或緩弱沈重四肢不收或勁直急縮不得屈伸或全軀煩痛遍身頑朴麻痺或筋脉攣縮四肢曲拳或體中一處不仁酸痛或皮膚習習瘙痒如蟲行頑冷如鐵石或舌强語言蹇澁或目爛垂淚唇緩流涎或好睡或屢欠或頻笑或悲啼或怒罵或發狂妄言或神志懵懂如醉

行餘醫言　癱　四　一本堂藏版

如癡情意恍惚目乏精彩或多忘不記今昔之事諸證大槩如此而輕者惟見一二證重者無數項不爲偏廢者間亦有之但竊著十居七八蓋原其所因凡人壯年之時耽酒好色及過用志於活計元氣疲於指顧不能巡行周身而其間曾不知覺腹內暗暗漸結癥瘕而癥瘕日凝月累爲塊爲窠以爲腹內元氣巡路之妨礙而後全身之氣道漸澁惟至其所易至而不能周偏于四末雖然當時胃元無恙四肢猶未覺不順也間有覺之者亦視以爲細故不

留意於此若當是時艾灸調養則可以免病發矣

楊士瀛曰夫聖人治未病之病知未來之疾此其良也其中風者必有先兆之證覺大拇指及次指麻木不仁或手足少力或肌肉微掣者此先兆也三年内必有大風之至（仁齋直指云出乾坤生意）○按保命集亦有此言但文字有小異耳又有初未嘗有少覺而卒發者非必盡皆然也及其年至五十上下氣形稍衰倏有飽食塞胃鬱遏元氣則猝然成是證也暴寒犯體而成者間亦有之著肥胖之

人者十之八九而在瘦人及不飲酒人者十之一二耳意其肥人肌肉緻密堅牢故氣徑爲之不便利多滯少運瘀血從生遂成是證酒客同法且以酒最善生瘀血也

醫家古說云肥人血勝氣虛又云肥人多濕多痰等皆拘惑不得的實

因瘀血者固多有之猶癥疝之爲也人年在三十外内患㾫證者全是瘀血結毒之所爲非眞痱證世醫不知結毒而視其㾫狀直謂是痱證者大非也詳見于黴瘡門蓋方

夫食塞胃寒犯體之時元氣爲之鬱遏不得施展癥疝痨血乘虛衝逆閉絶氣道遂乃致半身不用等諸證癥疝瘀血在左則左身不遂在右則右體不隨男子左右共病而患左爲多婦人左右共病而患右爲多但在男患右在女患左者多易復平此吾門多年所試効古人言及者希矣

按素問云胃脉沈鼓濇胃外鼓大心脉小堅急皆鬲偏枯男子發左女子發右不瘖舌轉可治三十日起大奇論

又云女子右爲逆左爲從男子左爲逆右爲從玉版論要篇

此泛就諸病而言耳張介賓大奇論註曰男子左爲逆右爲從女子右爲逆左爲從今以偏枯而男子發左女子發右是逆證也若聲不瘖舌可轉則雖逆於經未甚於藏乃爲可治而一月當起類經註○按陳儼雪潭居醫約全剿竊此註文以爲己說可笑也

後閱趙獻可醫貫有言曰男子半肢風者多患左女子半肢風者多患右又有一等人身半已上俱無恙如平人身半以下軟弱麻痺小便或濇或自遺果屬氣乎屬血乎云云此似可聽但全編主陰虛乃薛己之奴僕而

六味八味之外無他術矣其餘不足取也

若其謂男必患左女必患右者固矣又謂左屬血虛與死血右屬氣虛與濕痰者益非也

丹溪心法以下皆云

斯證雖由癥瘕瘀血自内閉遏氣經所致而多是經筋之疾而胃元不甚傷損似無恙者故能食無異于平時是以不急死而雖不急死一着斯證決難復舊或一年三五年及七八年遠至十餘年而後死

按外臺秘要所引古今錄驗云三十年風躄偏枯不能行雖未見如是者亦應間有之其延促必由保養之至謹與否耳吾門譬諸壁陶夫瓮甌之已墜地也雖破而未離而裂縫纔見則以指彈叩之其聲朴浮敗濁響而不清

裂縫纔見卽癱瘓也聲敗不清卽神情恍惚等證也已破離卽卒倒死也

蓋瓮甌之已見罅文者決無復故唯善藏護謹之又謹不

少怠忽則尚可保久苟不善藏護則皴理爲之初路終乃破離而止也故癰疽之終也胃元以漸勞憊遂成胃虛水穀難化大便溏利而死保養之法無他手足可用則搖手緩步若步履艱難則乘便輿往還數里多路日日如此運動不息乎心節食勤行不怠則乃可以保久也其中節減飲食爲最要第一之務以其因滯食發斯證與徒不作强朝暮饔飧胃氣劣弱不能如平時化熟也至輕者只致口眼喎斜舌強語澁手足稍覺不順耳須灼艾節食或望復

舊又有一等不痛不萎身無痛痒能食能言狀無異常而只爲精神短少恍恍惚惚見喜而不喜聞憂而不憂昔日伶俐今則魯鈍頑然一蠢物者此亦癡之壞證也意是癡血癥疝激氣上犯蒙蔽于心神心神爲之陰霾而朦朧猶鏡之陰而不見明也譬之小才智之主爲姦黠之臣所誤如宋徽宗於蔡京童貫也又後世創立健忘一門乃前證之淺者以其人壯健當不忘而喜多忘目前之事故稱健忘卽精神恍惚類證不須別分也素靈稱善忘是也

靈樞云人之善忘者何氣使然曰上氣不足下氣有餘腸胃實而心肺虛虛則營衛留於下久之不以時上故善忘也大惑論其他皆此類眞大惑哉何足解忘義乎後世醫家又謂痰迷心竅者盍鑒也如王珪朱震亨以下皆是也

又有人漸向老境心志昏昧多忘妄言諸事失當癡似兒態者國俗呼做老耄即耄也此亦竟是痱證總爲廢病故耳乃心神之痱健忘之甚者也故在此列

後世又立麻木一門此亦屋下之屋床上之床原夫麻木非古稱也宋時俗語耳蓋深思之古稱不仁者宋俗謂之麻木也在古痹字為尤近之故今改用痹字且素問有皮痹肉苛字足可證也

素問云皮痹肉苛五常政大論又云筋肉拘苛至眞要大論又云人之肉苛者雖近於衣絮猶尚苛也是謂何疾曰營氣虛衞氣實也營氣虛則不仁衞氣虛則不用營衞俱虛則不仁且不用肉如故也人身與志不相有曰死逆調論

夫痺即痲之萌而乃痲中之一候也。凡覺手足一二指或十指痺者後多成痲。久痺不成痲者間亦有之。多在肥人。蓋痺之爲體也。或久佇立或久跪坐或曲肱假寐或撐手久靠重壓笮之。則皮裏所運之氣不能行。緊壓不止則所壓之下。皮肌不得氣以貫之而遂爲空皮肌。痛痒並不覺。知自己之皮肌如他人之皮肌。頑然似萎。按之不知搔之不覺。是時直與不仁無異。若其所壓少慢則向之按抑所過當運而不能行之氣。沛然衝來漲至。欲貫空皮肌。故有非痛非不痛悶悶習習酸刺擾動猶繩縛初釋之狀不可以言喻者謂之痺此乃一時之痺而非病也若夫眞痺者肥人肉理緻密氣行遲澁雖無壓按而氣自澁滯猶有所窄而過之者而其人元氣尚未劣弱則雖暫時滯亦直衝去故爲痺也屢澁屢行且不仁且痺及于澁滯日甚元氣日衰也元氣不能貫穿以行則不復得爲痺而終長爲不仁以致成痱或癱故爲痺或痛者痱證之稍輕而僅可者也又有平人夜寐則手痺或側臥下邊所壓無何異候而

上邊手足反獨痲或仰臥全身手足皆痲者雖晝日假寐亦然此亦痲之漸也宜慎保養灼艾禁酒防諸將萌按本草綱目赤箭主治引甄權云冷氣痲痺癱緩不隨語多恍惚善驚失志又朮條云大風痲痺同上又獨活條遍身痲痺血癩同上

按和劑局方或云頑麻或云麻痺或云麻木後世張介賓又稱頑木其他皆同又張璐醫通作麻瞀按瞀音冒目不明也康熙字典引埤雅莫卜切音木雀目夕昏人有至夕昏不見物者謂之雀瞀並與麻木無涉尤無稽

靈樞作衛氣不行則為不仁



之言也又按醫學綱目證治準繩並云靈樞云衛氣不行則為麻木此大謬也靈素未嘗有麻木字及病源千金亦猶未見有之其後始有是鄉談耳殆宋時乎樓英王肯堂何其如是之疎耶（按本草綱目蚺蛇條引集簡方有痺木字此亦不當）由今觀之不仁與痺各自不同不仁只是一身不覺痛痒之義而痺即是酸刺悶痛之意也不仁靈素俱稱之靈樞云寒甚為皮不仁（五色篇）又云衛氣不行則為不仁（刺節真邪篇）又云風寒客于腸胃之中寒痺之為病也留而

不去時痛而皮不仁、壽夭剛柔篇又見雜病篇素問云衛氣有
所凝而不行故其肉有不仁也風論又云榮氣虛則不仁
衛氣虛則不用榮衛俱虛則不仁且不用肉如故也逆調
論又云其不痛不仁者病久入深榮衛之行濇經絡時
踈故不通皮膚不營故爲不仁痺論又云痺在於肉則不
仁同上又云脾氣熱則胃乾而渴肌肉不仁發爲肉痿痿論
又云有漸於濕以水爲事若有所留居處相濕肌肉濡
漬痺而不仁發爲肉痿同上又云積寒留舍榮衛不居卷

行餘醫言　卷之十八　　一本堂藏書

肉縮筋肋肘不得伸內爲骨痹外爲不仁命曰不足氣穴論又云形數驚恐經絡不通病生於不仁治之以按摩醪藥血氣形志篇又云或痺不仁腫痛當是之時可湯熨及火灸刺而去之玉機眞藏論○又診要經終論有不仁字

且古所謂麻木元是一事。

劉完素曰或麻者亦由澁也由水液衰少而燥澁氣行壅滯而不得滑澤通利氣強攻衝而爲麻也如平人抑其手足則其氣頓行之甚而澁滯壅礙不得通利而麻

亦猶鼓物之象也其不欲動者動則爲陽使氣行之轉甚故轉麻也出原病式

李杲曰麻者氣之虚也眞氣弱不能流通塡塞經絡四肢俱虚故生麻木不仁且麻木爲風雖三尺之童皆以爲然細校之則非如久坐而起亦有麻木假爲繩繫縛之人釋之覺麻木作而不敢動久則自已以此驗之非有風邪乃氣不行也

蓋謂麻猶撫麻子外面糙澁似刺也木則勁強如木不

柔滑自由之意合麻木爲俗語乃謂似不仁非不仁皮膚麤澁酸刺微痛不柔和也此以麻木爲一事者也至朱震亨始分麻木爲二事。朱震亨曰麻是氣虛木是濕痰死血

爾後遂定爲二而其說益鑿矣。

虞摶曰夫所謂不仁者或周身或四肢唧唧然麻木不知痛痒如繩扎縛初解之狀古方名爲麻痺者是也丹溪曰麻是氣虛木是濕痰死血然則曰麻曰木者以不

仁中而分爲二也雖然亦有氣血俱虛但麻而不木者亦有虛而感濕麻木兼作者又有因虛而風寒濕三氣乘之故周身掣痛兼麻木併作者古方謂之周痺（醫學正傳）

李梴曰蓋麻猶痺也雖不知痛痒尚覺氣微流行在手多兼風濕在足多兼寒濕木則非惟不知痛痒氣亦不覺流行常木爲瘀血碍氣間木爲濕痰總皆經絡凝滯血脉不貫謂之不仁（醫學入門）

孫文胤曰人皆以麻木爲一病而不知麻與木固自有

所字疑誤當作隔字



不同也所謂麻者非痒非痛肌肉之內如千萬小蟲亂行雜沸按之不止搔之愈甚者是也所謂木者非痒非痛自己之肌肉如他人之肌肉按之不知搔之不覺者是也麻如木之亂故名曰麻木如木之厚故名曰木麻猶知痛痒而木則全無覺矣然求其病之所屬將何以斷之蓋麻有久暫木有久暫暫時之麻者或因坐臥不得其所四體相壓阻節營衛血行既遲而氣亦未至故也然麻或太甚亦有似于木焉暫時之木者亦因坐臥

不得其所四體重墜又著寒氣一時不曾護持而營衛不相聯屬血已不行而氣久不至故也然木或還醒亦有似于麻焉此其暫時之麻木雖因氣血不足而有未足爲病惟久麻久木者斯爲病耳蓋經年累月無一日而不麻者麻之久者也麻之久者非坐臥不穩所致必其内氣虛甚風痰輳爲患不能作麻以其挾于風邪痰爲風之所噓如風吹波浪自騰沸而去肌肉之中已爲風痰所據陰陽二氣失其運行之柄安得而不麻乎經

年累月無一日而不木者，木之久者也。亦非坐臥不穩所致，乃是死血凝滯于內，外挾風寒，又因陽氣虛敗不能運動，而肉已死，若與我不相干，此其所以木也。丹臺玉案

馮兆張曰：麻木者，不仁之漸也。麻爲木之微，木爲麻之甚。錦囊秘錄

張璐曰：營衛滯而不行，則麻木。如坐久倚著，壓住一處，麻不能舉，理可見矣。麻則屬痰屬虛，木則全屬濕痰死血，一塊不知痛痒，若木然是也。醫通

以上諸說皆過鑿矣由不知俗稱之無深意也

究竟木即不仁也古又稱死肌

見神農本艸木及礬石條

既言不仁則不須言木故今改麻木只用痺一字

凡痱與癇甚相似若倒後搐搦筋惕肉瞤角弓反張者多是癇又間有癇痱合發者又有全如痱而實是癇者又有由癇遂成痱[疒+扁]者須詳辨察施治法也又痱與痓痿畧相似亦須審考也又有因滯食或大失血或中暑而卒倒者

各詳于本門。

古今醫俗通咸以中風目之。甚非也。其誤始於素靈。素問云風之傷人也或爲寒熱或爲熱中或爲寒中或爲癘風或爲偏枯或爲風其病各異其名不同或內至五藏六府（風論）又云凡治消癉仆擊偏枯痿厥氣滿發逆肥貴人則高粱之疾也（通評虛實論）又云汗出偏沮使人偏枯（生氣通天論）又云三陽三陰發病爲偏枯痿易四支不擧（陰陽別論）靈樞云偏枯身偏不用而痛言不變志不亂病在分腠之間。熱病篇又云虛邪偏客於身半，其入深，內居營衛，營衛稍衰則眞氣去，邪氣獨留，發爲偏枯。刺節眞邪篇又云故聖人避風如避矢石焉，其有三虛而偏中於邪風，則爲擊仆偏枯矣。九宮八風篇

及巢元方、孫思邈，其論一定，而後至于今日，天下咸呼中風，久習舊汙，因循苟且，惑而不察，可深歎哉。

病源候論云：風偏枯者，由血氣偏虛，則腠理開，受於風濕，風濕客於半身，在分腠之間，使血氣凝澀，不能潤養

久不瘥眞氣去邪氣獨留則成偏枯其狀半身不隨肌肉偏枯小而痛言不變智不亂是也其他如風口喎風痱風癔風口噤風舌强不得語風失音不語風腲退風半身不隨偏風柔風風不仁風嚲曳等詳于本書

千金方云岐伯曰中風大法有四一曰偏枯二曰風痱三曰風懿四曰風痺偏枯者半身不隨肌肉偏不用而痛言不變智不亂病在分腠之間風痱者身無痛四肢不收智亂不甚言微可知則可治甚則不能言不可治

風懿者奄忽不知人咽中塞窒窒然舌強不能言病在臟腑風痺濕痺周痺筋痺肌痺皮痺骨痺胞痺各有證候形如風狀身體不仁

殊不知中風卽傷風而痱瘺原因癥瘕瘀血而非因外襲風邪也其有偶自食傷寒犯而發亦已成內勢之後激而誘之耳終非因矣

有人難曰仲景云夫風之爲病當半身不遂或但臂不遂者此爲痺脉微而數中風使然金匱方論華佗亦論五藏

行餘醫言　卷之十八　一本堂藏

之風言吐沫身直口噤筋急舌強不能言手足不遂等證中藏經如子所言則此二氏亦非歟曰非也仲景專本於素靈之論而立說故其言自不得正可惜哉況金匱方論元係宋時蠧餘之亂簡故不可信者居多乎且中藏經全屬後人之僞撰不足言焉以此爲證不亦淺乎難者唯唯而退

中世有劉完素李杲朱震亨三人者出始立新說頗有所見而劉主乎火李主乎氣朱主乎濕雖其主意如此而終

不能改中風名目也

劉完素曰凡人風病多因熱甚而風燥者爲其兼化以熱爲其主也俗云風者言末而忘其本也所以中風癱瘓者非謂肝木之風實甚而卒中之也亦非外中于風爾由乎將息失宜而心火暴甚腎水虛衰不能制之則陰虛陽實而熱氣怫鬱心神昏冒筋骨不用而卒倒無所知也多因喜怒思悲恐之五志有所過極而卒中者由五志過極皆爲熱甚故也若微則但僵仆氣血流通

筋脉不攣緩者發過如故或熱氣太甚鬱結壅滯氣血不能宣通陰氣暴絶則陽氣後竭而死俗謂卒中風爾或卽不死而偏枯者由經絡左右雙行而熱甚鬱結氣血不得宣通鬱極乃發若一側得通一側痺者而爲癱瘓也出原病式

李杲曰陽之氣以天地之疾風名之此中風者非外來風邪乃本氣自病也凡人年逾四旬氣衰之際或憂喜忿怒傷其氣者多有此疾壯歲之時無有也若肥盛者

則間而有之亦是形盛氣衰而如此耳又曰中血脉則口眼歪中府則肢節廢中藏則性命危出醫學發明

朱震亨曰按内經已下皆謂外中風邪然地有南北之殊不可一途而論惟劉守眞作將息失宜水不能制火極是由今言之西北二方亦有眞爲風所中者但極少爾東南之人多是濕土生痰痰生熱熱生風也又曰半身不遂大率多痰在左屬死血與無血在右屬痰屬氣虚出丹溪心法附餘

論曰劉之說熱固偏矣李之中血脉中府中藏之說後人專祖述之而不知其肇于金匱方論在絡在經入腑入臟中經入中劉亦已云中府中藏何獨主于李哉皆後人之疎也朱之南北殊地及濕痰左右之說亦爲執而不通也要之三氏之說俱不可取故不暇一一辨駁姑書以備對校耳

許叔微始說氣中證以爲喜怒憂愁氣逆得疾則此七氣中於人也耶抑亦氣中於何物耶命字欠瑩由是後世王

肯堂之徒。又稱中氣與中風並列爲辨。若所中者是風。則與中風無異。何別舉之。若情中於人。則與外風霄壤矣。決不可類列也。皆由不明徵痱證。而强致中風辨故耳。

許叔微曰。世言氣中者。雖不見於方書。然暴喜傷陽。暴怒傷陰。憂愁不意。氣多厥逆。往往多得此疾。便覺涎潮昏塞。牙關緊急。若槩作中風候用藥。非止不相當。多致殺人。元祐庚午。母氏親遭此禍。至今飲恨。母氏平時食素。氣血羸弱。因先子捐館。憂惱。忽一日氣厥。牙噤涎潮。

有一里醫便作中風以大通圓三粒下之大下數行一夕而去予常痛恨每見此証急化蘓合香圓四五粒灌之便醒然後隨其虛實寒熱而調治之無不愈者經云無故而瘖脉不至不治自已謂氣暴逆也氣復則已審如是雖不服藥亦可見本事方○此明是瘖證無可疑者可痛乎里醫之誤治也若許之以此爲氣中者亦非也故併書以辨焉

玉機微義云氣中即七情内火之動氣厥逆由其本虛

故也

丹溪纂要云氣中即俗謂之氣厥也

王肯堂曰中氣因七情内傷氣逆爲病痰潮昏塞牙關緊急七情皆能爲中因怒而中者尤多大畧與中風相似風與氣亦自難辨風中身温氣中身冷風中多痰涎氣中無痰涎（出證治準繩）○劉純全從許說盧和以氣厥解亦與氣逆同也惟王肯堂以其風與氣難辨據身之温冷痰涎之有無爲别亦甚糢糊又自矛盾蓋既云痰潮

何得云無痰涎手總非實造之言也。其後王履有眞中風類中風之辨。全篇回護調停。不足取也。

王履曰河間主手火東垣主手氣彦脩主手濕反以風爲虚象而大異於昔人矣。昔人三子之論皆不可偏廢。但三子以相類中風之病視爲中風而立論故使後人狐疑而不能决殊不知因于風者眞中風也因于火因于氣因于濕者類中風而非中風也三子所論者自是

因火因氣因濕而爲暴病暴死之證與風何相干哉（見瀹洄集）

近世婁英分證最詳其言可聽而尚未能不以中風爲總稱也。

婁英曰中風世俗之稱也其證卒然仆倒口眼喎斜半身不遂或舌强不言唇吻不收是也然名各有不同其卒然仆倒者經稱爲擊仆世又稱爲卒中乃初中風時如此也其口眼喎斜半身不遂者經稱爲偏枯世又稱

爲左癱右瘓及腿腿風乃中倒後之證邪之淺者如此也其舌强不言唇吻不收者經稱爲痱病世又稱爲風懿風氣亦中倒後之證邪之深者如此也凡病偏枯必先仆倒故内經連名稱爲擊仆偏枯也後世迷失經意以偏枯痱病之旨一爲中風名之遂指偏枯爲枯細之枯而非左癱右瘓之證習俗之弊至于如此也殊不知仲景云骨傷則痿名曰枯蓋痿緩不收則筋骨肌肉無氣以生脉道不利手足不禀水穀之氣故曰枯非細之

謂也或積日累月漸成細者間有之非可使指枯爲細也出醫學綱目○婁觧枯字甚好由今觀之患痱之人一旁所廢之手足反皆肥胖微腫較之一旁無事之手足爲更頎大蓋偏廢之地氣澁難通日日水穀之精氣徒輸不周血爲之滯而彌瘀更增胖大也至于經久成細者反十中之一耳但如婁謂以中風爲世俗之稱者大非也此乃素問既如此其後醫流皆從而稱之何可謂俗稱乎且如偏枯與癱瘓同視之類亦皆誤矣

至于張介賓始以非風名之其意以謂素靈所論偏枯等之諸證皆是外感風病而今之所有偏枯全非風病內傷積損頹敗而然故以非風名之其以非風所中而始改名則可也然徒護素靈之短調停掩飾空費辨殊不知素靈所言偏枯與今日所有痱證未嘗有異而但由素靈求因不得其說強妄以風解之也斷然無復可疑者矣

張介賓曰非風一證即時人所謂中風證也此證多見卒倒卒倒多由昏憒本皆內傷積損頹敗而然原非外

感風寒所致而古今相傳咸以中風名之其誤甚矣余欲易去中風二字而擬名類風又欲擬名屬風然類風屬風仍與風字相近恐後人不解仍爾模糊故單用河間東垣之意竟以非風名之庶乎使人易曉而知其本非風證矣（出景岳全書）

若以爲非風所致乎則何不別撰一種好名目以易去之而徒自戀戀泥著一風字耶況非風二字杜撰特甚大欠妥貼非可擬之名乎不如直稱痱之名字並古極當也故

今改為痱。自古諸名不一。若夫風痱。靈樞單稱痱。熱病篇云痱之為病也身無痛者四肢不收智亂不甚其言微知可治甚則不能言不可治也至巢元方始稱風痱。云身體無痛四肢不收神智不亂。一臂不隨者。風痱也。出病源候論孫思邈曰。風痱者。卒不能語。口噤。手足不遂。而彊直者是也。出千金方○今按。靈樞及巢孫二氏。說證不同。乃可見其非的實也。

偏枯。

出素問靈樞。並見上

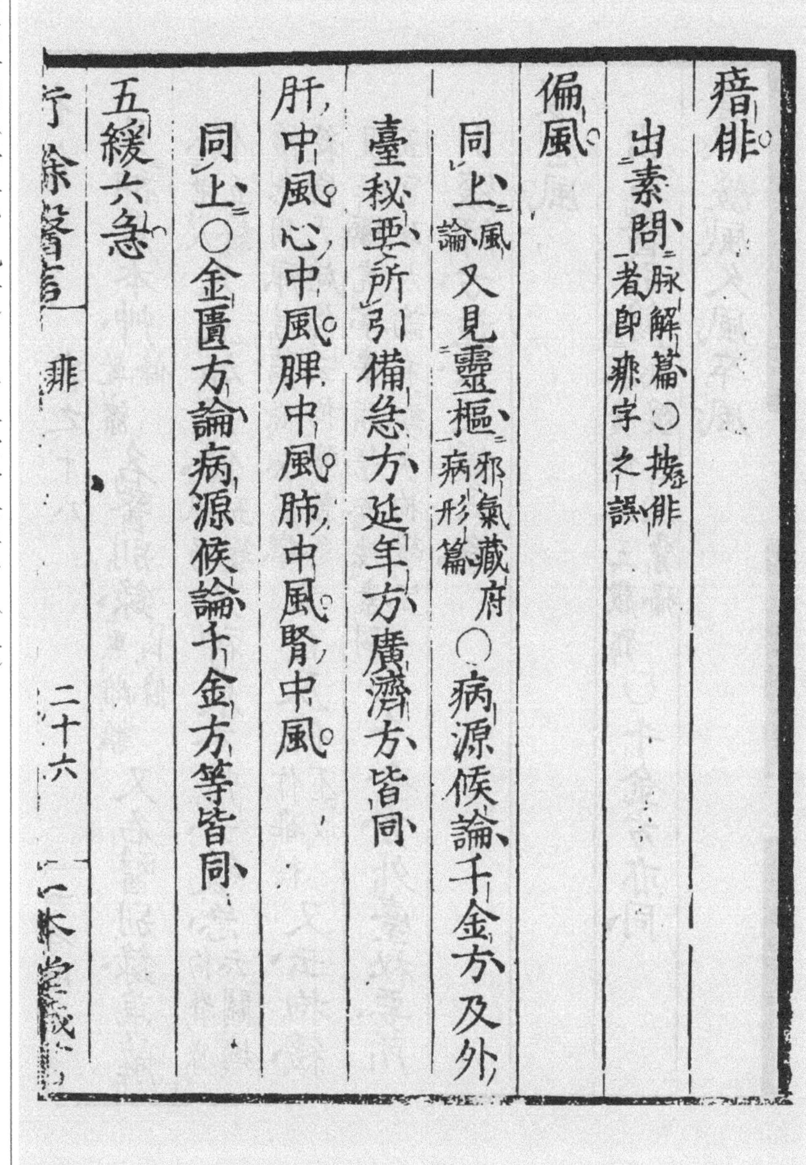

瘄俳
出素問脉解篇○揚俳者即痱字之誤

偏風
同上風論又見靈樞邪氣藏府病形篇○病源候論千金方及外臺秘要所引備急方延年方廣濟方皆同

肝中風心中風脾中風肺中風腎中風
同上○金匱方論病源候論千金方等皆同

五緩六急

行餘醫言　痱　二十六　一本堂藏

見神農本艸、乾漆條　名醫別錄、黑雌雞、雞肉條　又名醫別錄、萆薢條、老人五緩　又五加皮條、風弱五緩　又神農本艸云緩急、狗脊條云關機緩急周痹、芎藭條云筋攣緩急、天雄條云拘攣緩急　又白及條、作痱緩不收、　又云拘緩、見牡蠣虎掌麋脂等條、按素問五常政大論有緛戾拘緩字、○千金方外臺祕要所引深師方並云五緩六急、

緩急風、

出名醫別錄、麻黃條云五藏邪氣緩急風脅痛、○千金方亦同、

急風、緩風、久風、卒風、

見千金方。

癱瘓風。出外臺祕要所引廣濟方張文仲方又甄權作攤緩見本草綱目聖濟總錄纂要攤緩條云論曰攤緩之辨攤則懈惰而不能收攝緩則縱而不能制物故其證四肢不舉筋脈關節無力不可收攝者謂之攤其四肢雖能舉動而肢節緩弱憑物不能運用者謂之緩或以左為攤右為緩則非也但以左得之病在左右得之病在右耳本草綱目諸木條芙樹下、引陳藏器作癱瘓又和劑局方作癱緩風又云左癱右瘓按雲林眞彀癱瘓後云冷瘋疙瘩發癢痒兩手搖動

雞爪風及錦囊祕錄作癱瘋瘓瘋類俱屬杜撰無稽之言愈出愈非者也

偏痺。

出神農本艸天門冬條又見素問遺編本病論

風癔。

病源候論云風癔其狀奄忽不知人喉裏噫噫然有聲舌强不能言千金方作風懿云咽中塞窒窒然又外臺祕要所引古今錄驗亦作風懿

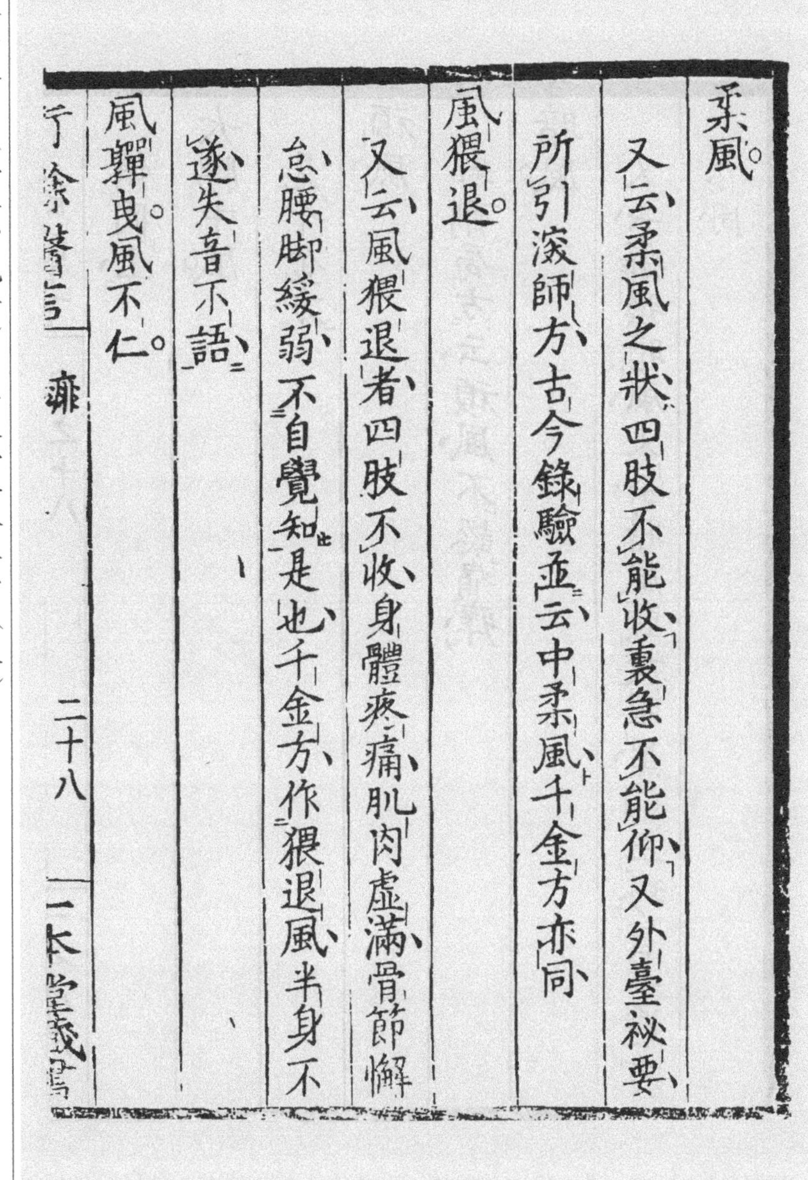

柔風。

又云柔風之狀，四肢不能收，裏急不能仰，又外臺祕要所引深師方古今錄驗並云中柔風，千金方亦同

風猥退。

又云風猥退者，四肢不收，身體疼痛，肌肉虛滿，骨節懈怠，腰腳緩弱，不自覺知也，是也，千金方作猥退風，半身不遂，失音不語。

風嚲曳。風不仁。

俱同上

大腸中風

見千金方

頑風

和劑局方云頑風不認痛痒

暗風

又云癱瘓暗風又云暗風頭旋眼黑○王璆百一選方

亦同

啞風

證治要訣云若中飲食坐臥如常但失音不語俗呼爲

啞風

𦡞風

又云有於窓罅間梳洗卒然如中呼爲𦡞風

膽風風攣

俱見肘後方附方

風氣

見醫學綱目

暑風。

景岳全書云夏月卒倒謂之暑風○按此名本出證治要訣與此不同

半肢風。

王夢蘭祕方集驗云半肢風半邊身冷又見錦囊祕錄

風緩。

出仁齋直指按楊氏與痿併論可疑

中風。風懿。氣中。中氣。風中。非風。

並見上、

眞中風類中風。

此亦見上、○按龔廷賢萬病回春以眞中風爲中風、而類中風條云有中寒、中暑、中濕、中火、中氣、食厥、勞傷、房勞、痰厥、眩運、中惡、卒死等證、皆類中風者云云、此以卒倒者皆爲類中風、與王履所論大異、

陰中。陽中。

見證治準繩

及八風

出千金方　無目本出素問移精變氣論

二十三種風

見外臺祕要所引深師方

六十四種風百種風

並出千金方

風有一百二十種

見外臺祕要所引張文仲方、
在絡。在經。入腑。入臟。中經。入中。
並出金匱方論、
中腑。中臟。
劉完素、李杲並云
中血脈。
李杲云、出醫學發明
在左。屬死血。與少血。在右。屬氣虛。與痰有熱倂。

朱震亨云、見丹溪心法

左寸脉浮洪中小腸兼中心右寸脉浮濇而短中大腸兼中肺等類

見證治準繩○王肯堂已誹朱震亨左右氣血痰之說曰亦是無本杜撰之談而其自杜撰安作反益甚於朱氏矣不亦可笑乎、見證治準繩

立名說因紛冗穿鑿愈多愈亂竟失要領皆是無用之餖飣也耳如此類悉皆不取爲是又兩漢以來史傳文記之

所著既皆相承醫家之誤總稱痱證為風病病風此亦由文人疎於醫事而不加曲察之所致也。凡痱脉多是浮滑。或洪大或牢弦或搏動過實蓋激而漲來之勢耳。漸細漸數者死遲緩者可以延歲月也又卒倒之時脉緩者尚可甦醒數者死如健忘與耄其脉多平。

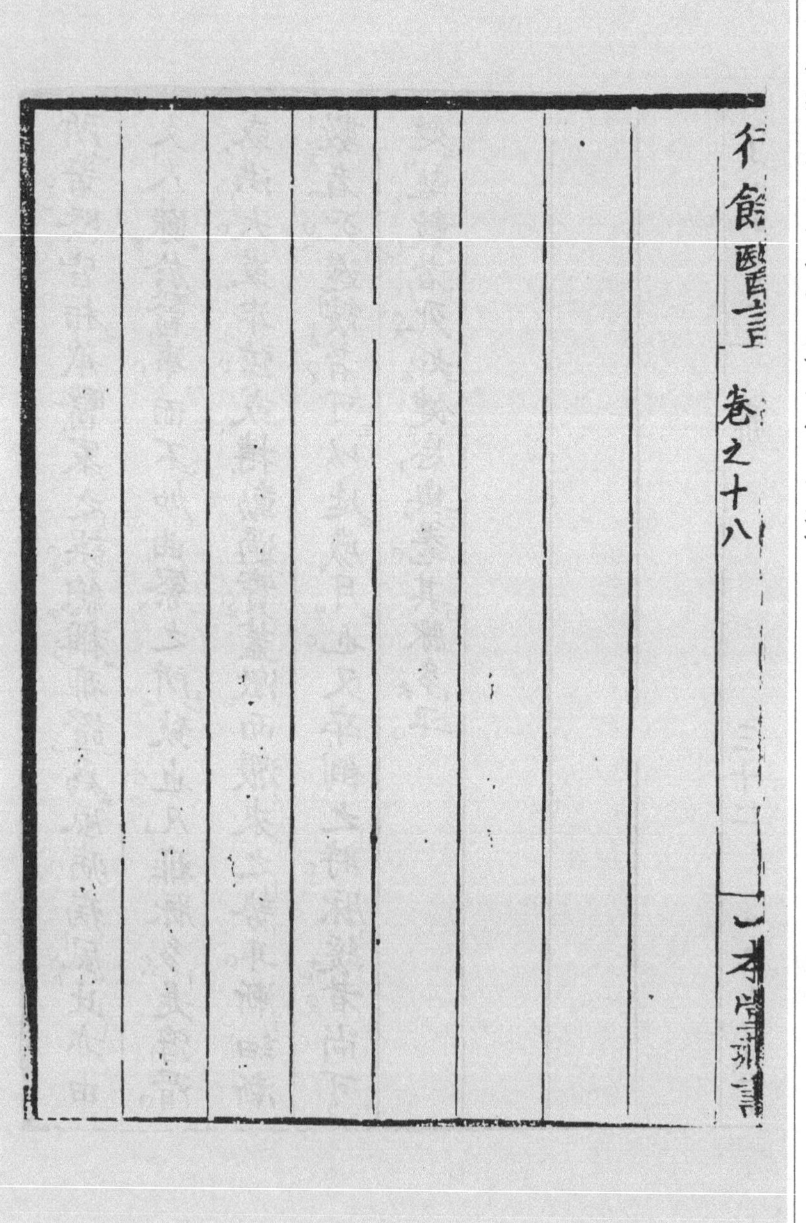

行餘醫言　卷之十八

一本堂藏書

附字辨

痱說文蒲罪切玉篇步罪切韻會部浼切音琲集韻簿亥切音倍又玉篇扶非切正韻符非切音肥諸韻不一今據正韻字彙正字通從芳未切音費爲是以其與廢同音也說文云風病玉篇正韻以下皆同按前漢賈誼傳云又類辟且病痱辟者一面病痱者一方痛註服虔曰病痱不能行也顏師古曰辟足病痱風病古人所謂風病乃痱也卽醫家所稱中風是也文人不詳醫事故不知醫家之陋且

從其稱呼而舉之耳。又靈樞偏枯與痱比併而論之。蓋以痱之爲病也。不論偏不偏疼痛麻痺不仁等。一著是疾。總皆成廢人。故今斷然用痱字爲正。當按。婁英曰痱癈也。痱即偏枯之邪氣深者。以其半身無氣營運。故名偏枯。以其手足廢而不收。或名痱。或偏廢或全廢。皆曰痱也。出醫學綱目醫家之中。斯言特爲明白的當。全與吾門所稱痱名相符。也。故特表出焉。又作⿸疒肥。意是多著肥人之疾。故从肥疒耳。玉篇同痱。正字通云集韻腓或作⿸疒肥。韻會腓通作痱。按痱與腓通經史多互借痱則俗書也从非爲正蓋腓以爲非吾肉也即不仁之意痱說文匹連切半枯也即偏枯之義猶樹之半邊萎枯之意也故今改偏枯用痱字康熙字典音篇後世別謂痱病者善發四肢其狀赤脉起如編繩急痛壯熱者杜撰之甚也癔玉篇於識切心意病康熙字典引廣韻於力切集韻乙力切並音憶諸字書除心意病外他爲痱類者未嘗見之大可疑焉懿字亦可疑也此素非病患字諸字書註雖有温柔意而皆是心之善而非體之狀故癔

按玉篇作尢然坐定皃尢烏光切僂也短小也跛曲脛也當從尢

懿二字大不可也。猥退義不可解也。又作⿸疒畏⿸疒退。字彙云：⿸疒畏⿸疒退，風病。又兀然定坐貌。⿸疒畏，康熙字典鄔賄切，音猥。⿸疒退，字彙吐偎切，音腿。又作⿺尢畏⿺尢退。玉篇：病痱也。⿺尢畏，烏潰切。⿺尢退，他潰切。⿺尢退，尢然坐定貌。又字彙、正字通、康熙字典並云：⿺尢退，一作⿺尢遂。字彙：⿺尢畏⿺尢退，病痱也。音織退。又云：⿺尢畏⿺尢退，行病。正字通云：六書故：風疾胻病也。康熙字典云：⿺尢畏⿺尢退，病痱。一曰行疾也。又云：風疾也。又云：⿺尢畏⿺尢退，病痱也。引六書故與正字通同。按：行恐胻字之誤。（字彙行病，字典行疾，當是胻字，否則難通。）⿸疒畏又字彙音近，會正字通康熙字典。音尫。又康熙字典作委[illegible]。行疾也。癱瘓。卽攤渙也。癱他丹切音灘瘓正字通呼管切歡上聲攤者開也。手布也。緩也。渙者流散解釋也。卽開散緩縱。不收不用是也。古云。左癱右瘓。左右互文也。謂右癱左瘓。亦可。若謂左必爲癱。右必爲瘓者。固也。赤水玄珠云。癱瘓。俗所謂半身不遂也。非也。又錦囊祕錄云。左癱右瘓者。蓋氣順血濇則爲癱瘋。癱瘋者筋脉拘急拳攣也。血順氣虛則爲瘓風。瘓風者擡動不能也。而又續之曰。癱者坦也。筋脉弛縱。坦然不舉。瘓者渙也。血氣散漫渙然不收此語本出虞摶醫學正傳馮也何以先云筋脉拘急拳攣後云筋脉弛縱而自相矛盾之如此乎况坦字亦無所據皆由不知字義徒舐醫家之唾餘所致也不仁即痛痒並不覺知是也素問云皮膚不營則爲不仁其言未明瑩蓋謂一身皮膚上摸摩之而自覺似以爲非吾身猶隔靴搔痒之意便是人而非人故曰不人也程伊川曰醫書言手足痿痺爲不仁者未詳醫事也痿自痿痺自痺不仁自不仁本爲三事不仁蓋萎與痺之間耳况不怍

屬手足乎。又曰醫家以不認痛痒謂之不仁者極是。馬蒔曰果核中有仁。惟肉無所知則若有不能如仁有生意矣。見註證發微其說迂遠不足取也。⿸疒羣則麻也。後世謂之麻木。其說已詳于上。今世又有說。勁直如木。木強不和者若斯則痓也。與古之麻木異矣。且木卽不仁。既言不仁則不須言木。況據木字而有勁直之說則不如單稱⿸疒羣之尤穩當也。

按⿸疒羣玉篇渠軍切痺也。字彙音⿸疒羣手足麻痺也。古人多以痺字爲麻義故字註如彼。而正字通云⿸疒羣俗字。⿸疒羣無意義當即用痺不叉別作痲此說非也何則素問已有痲字非俗字明矣廖氏徒知近世醫籍而不見古醫書故其誤至如此也又作癉嚲曳即手足垂下僅能牽引也嚲玉篇本作嚲都可切垂下貌今作嚲曳玉篇弋勢切牽也引也字彙音嚲从申从丿俗加點誤嚲音多上聲又有𤺞說文口咼也韋委切

痿 於危切 音威 附 陰萎

痿卽痿躄也兩足輭弱不能行用者是也觀今之患痿者大概在斵喪大過以致腹裏結癥疝之人蓋以淫事過度津液耗減則不能潤養筋脉而筋脉已萎瘺矣況又有癥疝在腹裏閉塞元氣之常路乎元氣唯廵於腰腹以上而不得運於腿股以下上則有餘下則不足上則有餘故腰腹已上所運之氣過於常度上至頭頂下止腰腹是以能食能言耳目鼻口之用兩手之使二便之通無異乎常他

無所苦。下則不足。故雖兩足外面形色皮膚柔潤不異常人。而唯是萎腰不能行用。漸至削細。譬如折摘草木之枝葉。無有水浸則須臾之間萎悴乾痿。雖不壞不漫。終無生氣也。又有腰腹痛。或股膝胻跟疼痛。荏苒月日。腿脛以漸枯細。不可履地。或腰折俯僂。不可正立。或膝屈不可伸。或足値不可曲。或脊骨折而突出。或胸背突脹。脇肋陷墊。前後厚。左右薄。猶壓匾金銀器物。而後兩脚痿爽。永坐不立。至是之時。總稱之謂痿躄。

素問云痿躄爲攣、疏五過論又云肺熱葉焦則皮毛虛弱急
薄著則生痿躄、痿論靈樞云痿躄坐不能起、經脈篇
中世呼爲脚輭輭脚。
本草綱目、天雄條、引甄權云軟脚、斗門方云脚軟、軟即
俗輭字、
後又稱軟風。風軟。骨軟風。脚弱。皆做風論。誤特甚矣。畢竟
華人妄夸多稱。徒作無益之謬名。愈出愈惑。自誤誤人。害
可勝言哉。國俗呼做腰脫。又云足不立者是已。此證婦人

一本堂行餘醫言 痿 二 一本堂藏

特多。其在娠中。犯淫事。不加謹慎。日後有腰痛脚弱等證漸成痿躄。及產後。百日內。不謹交接。以故漸漸遂成是證。也。在男子。多在四十上下。患之亦皆不遠。帷幄之所致也。又有至數年無事者。遂至二十年許。係他疾而斃。

龔廷賢曰。多年不得起者有之矣。出萬病回春其或有之。予記往年。有人告曰。高倉里襄荷家三某妻。年三十餘。足痿已三年矣。近日有身。不亦奇乎。予曰。何有此事。彼欲證。其不食言。強予診焉。果然。後聞其婦產而安。兒亦無

恙實奇哉、

又足常熱者後或患痿此亦間有之。

盧和丹溪纂要、龔延賢萬病回春、並言及焉、

素問始立痿論耑說痿躄但由歸說於五臟屬以配當而妄生支節更出脉痿筋痿肉痿骨痿之煩猥雖然熟讀全篇則竟是足之脉筋肉骨之痿耳故終結之云宗筋縱帶脉不引故足痿不用也。其餘諸語亦可類推也

素問云五藏使人痿何也、對曰、肺主身之皮毛、心主身

之血脉肝主身之筋膜脾主身之肌肉腎主身之骨脉故肺熱葉焦則皮毛虛弱急薄著則生痿躄也心氣熱則下脉厥而上上則下脉虛虛則生脉痿樞折挈脛縱而不任地也肝氣熱則膽泄口苦筋膜乾筋膜乾則筋急而攣發爲筋痿脾氣熱則胃乾而渴肌肉不仁發爲肉痿腎氣熱則腰脊不舉骨枯而髓減發爲骨痿又云有所失亾所求不得則發肺鳴鳴則肺熱葉焦故曰五藏因肺熱葉焦發爲痿躄此之謂也悲哀太甚則胞絡

絶胞絡絶則陽氣内動發則心下崩數溲血也故本病曰大經空虛發爲肌痺傳爲脉痿思想無窮所願不得意淫於外入房太甚宗筋弛縱發爲筋痿及爲白淫故下經曰筋痿者生於肝使内也有漸於濕以水爲事若有所留居處相濕肌肉濡漬痺而不仁發爲肉痿故下經曰肉痿者得之濕地也有所遠行勞倦逢大熱而渴渴則陽氣内伐内伐則熱舍於腎腎者水藏也今水不勝火則骨枯而髓虛故足不任身發爲骨痿故下經曰

骨痿者生於大熱也又云陽明虚則宗筋縱帶脉不引
故足痿不用也痿論 脉痿又見至眞要大論 萎作脉 筋痿又
見五常政大論 云筋痿不能久立 又出六元正紀大論 骨痿又
見至眞要大論 萎作骨 又出六元正紀大論 又見靈樞邪
氣藏府病形篇又八十一難云骨痿不能起於床
且素靈中又有稱痿
見素問 痿論異法方宜論生氣通天論至眞要大論 靈樞根結篇九宮八風篇邪氣藏府病形
篇

足痿。

同上、氣交變大論云、肌肉萎、足痿不收、善瘈、脚下痛、又云足痿清厥、又六元正紀大論作足萎、至眞要大論同、

肌肉痿。

同上、藏氣法時論、脾病者身重、善肌肉痿、足不收行、善瘛、脚下痛、又五常政大論作肌肉痿、又見氣交變大論、六元正紀大論亦同、

痿厥。

同上、陰陽別論、四氣調神論、異法方宜論、生氣通天論、通評虛實論、五常政大論、靈樞經脉篇、口

問篇本神篇雜病篇本輸篇陰陽二十五人篇邪氣藏府病形篇又神農本草紫菀條云痿蹷又名醫别錄麥門冬、卷栢薇銜紫葳等條同、又鮀魚甲條云骸蹷跛拆

痿易。

同上、陰陽别論云、偏枯痿易四肢不舉、

痿痹。

同上、氣交變大論云、痿痹足不任身、

痺躄。

同上、玉版論要篇又疏五過論云痿躄爲攣

筋躄。骨痿。

出靈樞熱病篇又云腎脉微滑爲骨痿坐不能起邪氣藏府病形篇

風痿者。

同上邪氣藏府病形篇云風痿四肢不用心慧然若無病

晝蛇添足。遂起後世醫家之聚訟也。後世稍能識得此意者唯陳言張從政。馬蒔爲然也。

陳言曰人身有皮毛血脉筋膜肌肉骨髓以成其形内

則有肝心脾肺腎以主之若隨情妄用喜怒勞佚以致内臟精血虛耗使皮血筋骨肉痿弱無力以運動故致痿躄狀與柔風脚氣相類（出三因方）

張從政曰痿之爲狀兩足痿弱不能行用（出儒門事親）

馬蒔曰凡曰痿者皆有痿躄之義而唯肺痿名曰痿躄其餘脉筋肉骨皆成此痿亦不免于痿躄則知痿躄爲病之同肺氣爲病之本矣又曰五藏之痿皆成痿躄實由于肺熱葉焦而始（素問註證發微痿論下）

其他皆以爲全體之痿殊不知彼所謂全體之痿即是痱中之不仁或癱瘓嚲曳四肢不收等證而不可謂之痿也至于痿字則耑係足疾不可他用即史所謂痿人不忘起是也。

史記韓王信傳云僕之思歸如痿人不忘起盲者不忘視也註張揖曰痿不能行又按前漢書哀帝紀痿痺註如淳曰兩足不能過曰痿

此乃古人用字之當痿耑足疾盲耑目疾可以類見也醫

家多是不學而無知制字之蘊以其輭弱狀似足痿妄用痿字耳謬誤往往如此何可勝言哉推其所由終是素靈作俑至劉完素朱震亨亦不明此義皆由爲素問所誤也

劉完素曰痿謂手足痿弱無力以運動也（出原病式）朱震亨曰肺熱則不能管攝一身脾傷則四肢不能爲用而諸痿之病作（出局方發揮）

况於其下婁英王肯堂之徒乎

婁英曰痿者手足痿軟而無力百節緩縱而不收也（醫綱）

綱目立諸痿門云云、

王肯堂亦用前語、見證治準繩　且曰、若五臟盡熱神昏仆倒

手足俱不用、世俗所謂癱瘓者、豈非亦是痿之大者也、

又曰、集方論者、或并見虛勞證、或并見風門、賴丹溪始

發揮千餘年之悞、表而出之、而復語焉不詳、可惜也、同上

○前條、即痱之癱瘓不仁、四肢不收者、而非痿證也、後

條、全本劉純玉機微義云爾、審其痿門一篇、過鑿猥雜

無見識、無要領、全不足取用也、肯堂之謬、尤太甚矣、

其餘吳崑。張介賓。孫文胤之所說。亦皆非也。
詳見吳崑素問註、張介賓類經註、孫文胤丹臺玉案、
又婁英王肯堂別立痿厥一門。以爲痿躄。此亦爲素靈多岐所註而然也。
見醫學綱目、證治準繩、
久痿。
見名醫別錄有名未用、石肺條、
又有陰萎證。

靈樞云、腎脉太甚、爲陰痿、（邪氣藏府病形篇）又云、陰痿不用、（經筋篇）素問云、陰痿氣大衰而不起不用、（五常政大論 又神農本艸名醫別錄擧陰痿俱七條）又史記五宗世家云、端爲人賊戾、又陰痿、註正義曰、不能御婦人、病源候論、擧虛勞陰萎一條、作萎、雖素靈以下、皆作痿、而以痿本足疾、故今從巢元方、改稱陰萎、○按本草綱目馬肺主治、有小兒莖萎字、此素痳中之一候耳、蓋耳目口鼻四肢二便飲食言動、皆不異于平人、而唯是陰莖萎弱不振、猶健忘、他無所苦、唯多忌也究竟陰莖痱耳此證多由其妄想耽思多情懸戀氣有偏著不運于陰器故致然也患痿之人或兼此證而陰萎者非有躄疾其唯見敵不起臨戰不舉如此而已矣後世醫家論陰萎者不知此義動輙合說足弱脚輭舛錯持甚此證多在四十以後而病之間在三十內外者必是結毒所致也後人雖或云耗散過度所致亦非皆然也王綸明醫雜著婁英醫學綱目並云王綸又云鬱甚而致痿是亦間有之

又有脚暴輭者多在海吸鯨呑貪饕不知厭足之鄙人當時保護不日復舊

按李時珍本草綱目蓼葉條引大明云脚暴輭赤蓼燒灰淋汁浸之以桑葉蒸署立愈

後世又以注夏病爲痿屬非也

婁英醫學綱目王肯堂證治準繩並云王肯堂又曰痿發於夏俗名注夏

蓋注夏者謂夏日勞倦傷暑身體怠惰如四肢不收之證

也詳見于暍門婁英王肯堂俱昧分證故也婁英又以素問解㑊爲此屬此亦不然也解㑊之狀懈倦困弱不可名狀者是也猶後世云身體怠惰也此雖古名而在今日則無可的指矣厥之爲是也

又素問有心氣痿字猶肺痿也大謬矣心之痿豈可知覺乎妄亦甚矣出奇病論

附字辨

痿雖有數韻而今從玉篇定爲於危切又漢哀帝紀云即位痿痺註音委枯之委亦有平上二聲按劉完素曰萎猶痿也見原病式予曰痿猶萎也韻會小補正字通並云萎者艸木枯也今詳詩云無草不死無木不萎谷風禮記檀弓云哲人其萎乎俱近痿義蓋謂委輭柔弱猶草木枯死也按字彙云痿與㱍同㱍說文病也韻會小補引集韻枯死康熙字典作一曰枯死也正字通云㱍爲弱病故从委與萎亦作痿而不引集韻

通又後漢馬援註云豈有萎腇咋舌叉手從族乎萎腇耎弱也要之痿委萎痿腇音相通義亦同又痺⿸疒畏正字通並云俗痿字而康熙字典引集韻弱病字彙亦云弱也況玉篇已云弱也非俗字明矣⿸疒畏元⿸疒畏⿸疒退字音猥與痿不同故康熙字典⿸疒畏⿸疒退風病或作痿字彙亦已然此二字不可用躄與躃同音必益切音辟康熙字典引釋文兩足不能行也字彙亦云兩足俱廢正字通云跛甚也以字彙爲非恐不可也

筆記

辛痿躄有小兒無故或吐或吐瀉無發狀如傷食頓腰脚不遂為痿躄者又有丈夫婦人忽然吐逆兩便不通如扞挌形忽然腰以下軟弱遂為痿躄者須急峻補苟為一旦虛脫悠悠引日多為廢人豈可不熟察哉

懋昭謹記

行餘醫言卷之十八畢

行餘醫言　卷之十八

一本堂藏

痓 渠井切 音痙

痓者勁急彊直不能柔和者是也此證有卒緩二證卒痓者或產後或刃傷或跌仆撲傷癰疽潰膿之後去血過多無以潤養周身之筋脉則筋脉乾澁周身彊硬勁緊不得柔和而卒然成痓諸患兢起若頭彊直或頭獨動搖或開眼直視或合面閉目或目脉赤或頭面赤或口噤不開或咬牙或眼牽嘴扯或瘛瘲戰掉或身體彊直腰背反折似角弓不能俛仰屈伸臥不著席或手脚攣急伸縮或發熱

惡寒有汗是也劇者昏冒不醒俄然遂死後世謂之痙厥非也

徐春甫曰痙厥類風（出古今醫統）

又有風寒之邪外侵則元氣爲邪所逼內外受侮不能施展而作者又有傷風寒發汗太多因致此證下之亦發又瘡家發汗亦發此皆誤治之所致也但此證今不多有

傷寒論云傷寒病發汗太多因致痙又云風病下之則痙又云瘡家雖身疼痛不可發汗汗出則痙

又後世所謂破傷風者多發此證則必不起此亦恐非因外風邪之入而然也皆此由血液脫失之所致也耳稱破傷風者便後醫之謬認而命名也以上諸卒痙多屬不治此證與癎大相似但癎則身輭痙則身彊爲異耳緩痙者唯是手足勁急項背彊直身體拘攣不得屈伸俛仰也多是壞證之所成也雖不急死而永成廢疾與痱同患治法善中肯綮則起者間亦有之此證與痱大相似但痱則有左右痛痱口目喎斜四肢不收等證痙則無上件諸候只

以遍身彊直爲異耳。靈素始稱痙。

靈樞云、熱而痙者死、腰折瘛瘲齒噤齘也、熱病篇又素問云、諸痙項强、皆屬於濕、又云痙强拘瘛、俱見至眞要大論又出六元正紀大論五常政大論作痓者誤○又厥論云喉痹嗌腫痓張介賓曰按全元起本痓作痙此亦作痓者誤

風痙。

靈樞云、風痙身反折、出熱病篇又見神農本艸貝母苦竹根汁牡丹等條又出名醫別錄苦竹葉條、甲乙經病源候論亦同

痙强。

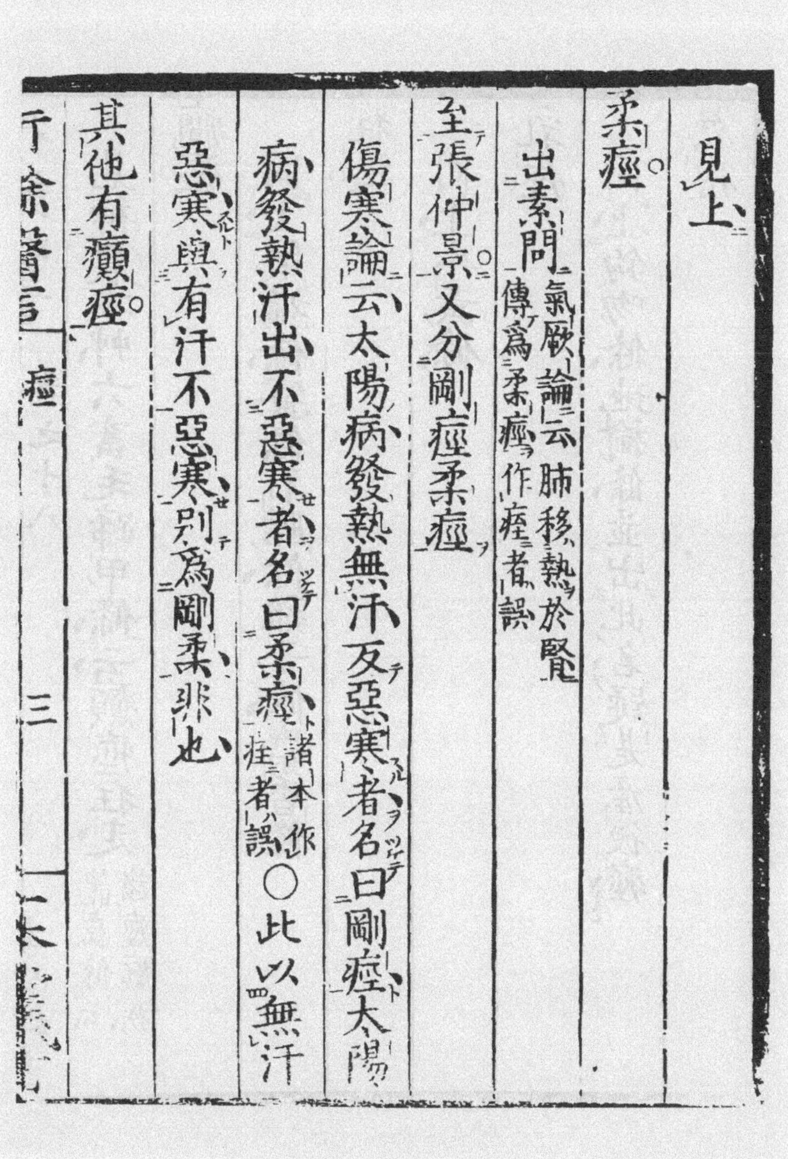

見上、

柔痙。

出素問氣厥論云肺移熱於腎傳爲柔痙作痓者誤

至張仲景。又分剛痙柔痙

傷寒論云太陽病發熱無汗反惡寒者名曰剛痙太陽病發熱汗出不惡寒者名曰柔痙諸本作痓者誤○此以無汗惡寒與有汗不惡寒別爲剛柔非也

其他有癲痙。

見神農本艸六畜毛蹄甲條云癲痙狂走龍齒條云諸痙癲疾

癇痙。

同上鼠婦條蜜條石膽條雞子條麝香條

狂痙。

同上牛黃條

乳痙。

同上鉤吻條地榆條並出此名疑是產後痙

熱痙

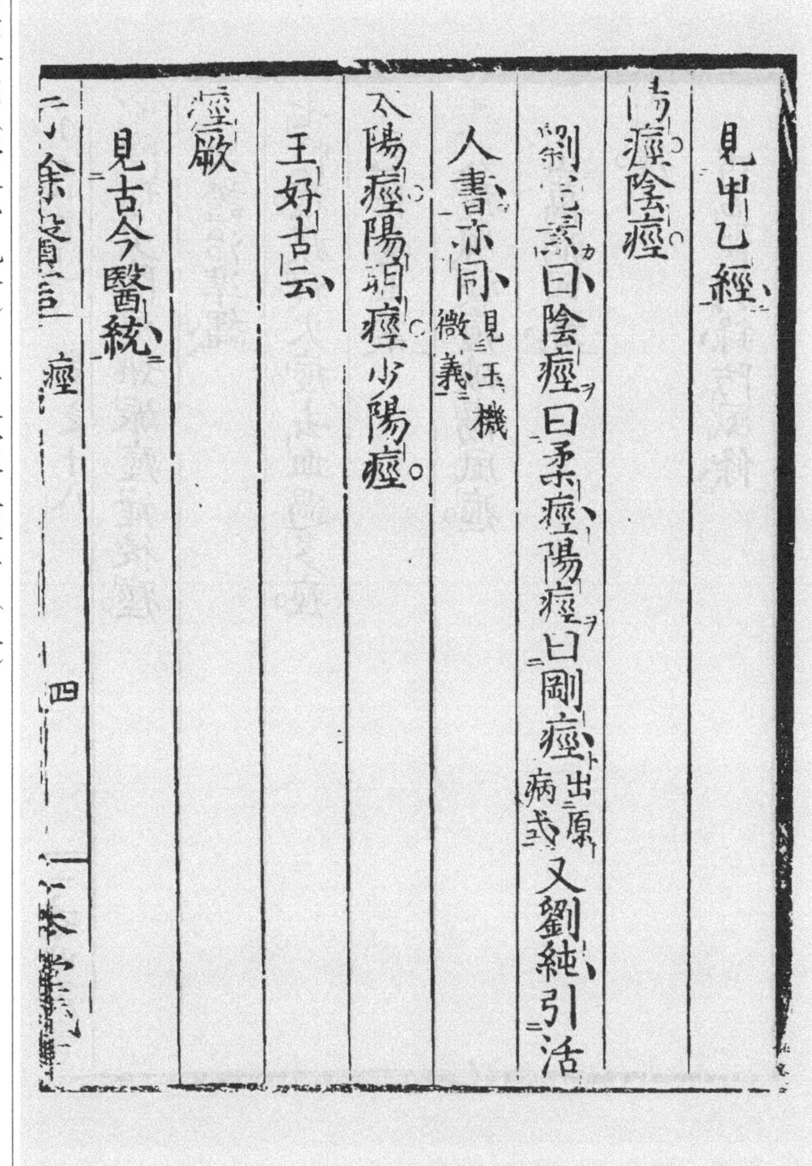

見甲乙經。

痓陰痓

劉完素曰：陰痓曰柔痓，陽痓曰剛痓。出原病式。又劉純引活人書亦同。見玉機微義。

太陽痓、陽明痓、少陽痓。

王好古云：

痓厥

見古今醫統。

行餘醫言 痓 四 一本堂

厥陰痙。少陰痙。妊娠痙。産後痙。

出證治準繩

七情痙。痰痙。火痙。去血過多痙。

見丹臺玉案

痰火痙。風痰痙。破傷風痙。

出萬病回春

内痙。

出名醫別錄防風條

五種瘂等名。

劉純曰：難知云：傷寒瘂證五種，皆屬太陽餘經不言。出玉機微義。今按此事難知，固無此語，亦無五種名目，蓋劉誤記耳。但不知出何書。

愈出愈無要領。

按醫學綱目，以勞風證為是屬，此甚係不類，故不舉。唯向之所謂卒緩二項盡之矣。又嘗見方有執作傷寒論條辨，以瘂為今之驚癇，別撰瘂書，附傷寒論後。

詳見傷寒論條辨中云以剛痓爲急驚柔痓爲慢驚似則似矣亦未深考也耳蓋緩痓與驚癎其因雖同而外證頗異由其甚似而誤認也又如王肯堂說痓大過鑿空無益實用不足取也

王肯堂曰按世知治痓之法創自仲景而不知仲景之論傷寒皆自內經中來其所謂剛痓者爲中風發熱重感於寒而得之與內經所謂赫羲之紀上羽其病痓其義一也風淫之熱與火運之熱無少異其重感於寒

與上羽之寒同是外鬱者熱因鬱則愈甚甚則熱無焔化而無汗血氣不得宣通大小筋倶受熱害而彊直故曰剛痙也其所謂柔痙者爲太陽發熱重感於濕而得之卽内經所謂諸痙項彊皆屬於濕又謂因於濕首如裹濕熱不攘大筋緛短小筋弛長緛短爲拘弛長爲痿肺移熱於腎傳爲柔痙註云柔謂筋柔而無力痙謂骨强而不隨三者之義比之仲景所言重感於濕爲柔痙者豈不同是小筋得濕則痿弛而無力者乎其搖頭發

熱頸項強急腰背反張瘛瘲口噤與剛痙形狀等者又豈不同是大筋受熱則拘攣彊直者乎後代方論乃以無汗爲表實有汗爲表虛不思濕勝者自多汗出乃以爲表虛而用薑附溫熱等劑寧不重增大筋之熱歟及守仲景方者但知剛痙用葛根湯柔痙用桂枝加葛根湯而不解金匱於柔痙之脉沈遲者在桂枝湯不加葛根而加括蔞根蓋用葛根不惟取其解肌之熱而取其體輕可生在表陽分之津以潤筋之燥急今因沈遲沈

乃衛氣不足故用桂枝以和之遲乃榮血不足故用括
蔞根其體重可生在表陰分之津此仲景隨脉浮沈用
藥淺深之法也至於太陽傳入陽明胸滿口噤臥不著
席脚攣齘齒者與大承氣亦可見治痓與傷寒分六經
表裏無纖毫之異矣至若所謂太陽病發汗太過及瘡
家不可汗而汗之因致痓者太陽病發熱脉沈細而病
痓者病者身熱足寒頸項强急惡寒時頭熱面赤獨頭
動搖卒口噤背反張若發其汗寒濕相得其表益虛卽

惡寒甚發其汗已其脉如蛇者暴腹脹大爲欲解脉如故反伏弦爲痙者皆不出方言治雖然能識療傷寒隨機應變之法則無患方之不足用也（出證治準繩）又云王氏分經論痙固得仲景傷寒之法矣其間用仲景方去葛根括蔞根更風藥者殆從風痙筋强而然也及原病式論筋勁項强而不柔和者則不然乃邪在濕痙條下謂土主安靜故耳亢則害承乃制故濕過極反兼風化制之然兼化者虛象而實非風也豈可盡從風治乎又海

藏分六經不及厥陰厥陰固有痙矣經云厥陰在泉客勝則大關節不利内爲痙强拘急外爲不便者非手靈樞又謂足少陰筋病主癇瘛及痙此非六陰經痙病之例乎抑海藏所遺非獨此而已至若内經有謂太陽所至爲寢汗痙手陽明少陽厥逆發嘔喉痹痓者乃是人之六經所屬風寒濕熱燥火之氣自相盛衰變而爲痓者也亦皆勿論予嘗思夫外感内傷之邪病痓治法逈別不可不辨天氣因八風之變鼓舞六淫而入是爲經

風外傷腠理內觸五臟故治邪必兼治風人氣因五性勞役感動厥陽君相二火相扇六經之淫邪而起遂有五陽勝負之變故勝者瀉負者補必兼治火調胃土以復火傷之氣蓋不可差也苟於內傷而用外感藥以散邪則原氣愈耗血竭神離而至於不救矣（同上）又云痓既以有汗無汗辨剛柔又以厥逆不厥逆辨陰陽仲景雖曰痓皆身熱足寒然陽痓不厥逆其厥逆者皆陰也（同上）

○此信素靈運氣徒喧空論皆由不歷實造之所致雖

不足再辨而欲子弟之不惑故重存其非如是也

張介賓說痙也稍爲彼善於此也但較偏于內虛故其言過矣。

張介賓曰愚謂痙之爲病強直反張病也其病在筋脉筋脉拘急所以反張其病在血液血液枯燥所以筋攣觀仲景曰太陽病發汗太多因致痙風病下之則成痙瘡家不可發汗汗之亦成痙只此數言可見病痙者多由誤治之壞證其虛其實可了然矣自仲景之後惟陳

無擇能知所因曰多由亾血筋無所營因而成痙則盡之矣但惜其言之既善而復有未善者曰血氣内虚外爲風寒濕熱所中則痙斯言不無又誤若其所云則仍是風濕爲邪而虚反次之不知風隨汗散而既汗之後何復言風濕隨下行而既下之後何反致濕蓋誤汗者必傷血液誤下者必傷眞陰陰血受傷則血燥血燥則筋失所滋筋失所滋則爲拘爲攣反張强直之病勢所必至又何待風寒濕熱之相襲而後爲痙耶且仲景所

言言不當汗而汗也不當下而下也汗下既誤即因誤治而成痙矣豈誤治之外必再受邪而後成痙無邪則無痙哉此陳氏之言不惟失仲景之意而反致後人疑惑用持兩端故凡今人之治此者未有不以散風去濕爲事亦焉知血燥陰虛之證尚能堪此散削否此不可不爲辨察（出景岳全書）又曰痙證甚多而人多不識者在不明其故而鮮有察之者耳蓋凡以暴病而見反張戴眼口噤拘急之類皆痙病也觀仲景以汗下爲言謂其誤

治亡陰所以然也余因類推則常見有不因誤治而凡屬陰虛血少之輩不能養營筋脉以致搐搦僵仆者皆是此證如中風之有此者必以年力衰殘陰之敗也產婦之有此者必以去血過多衝任竭也瘡家之有此者必以血隨膿出營氣涸也小兒之有此者或以風熱傷陰遂爲急驚或以汗瀉亡陰遂爲慢驚凡此之類總屬陰虛之證蓋精血不虧則雖有邪干亦斷無筋脉拘急之病而病至堅强其枯可知故治此者必當先以氣血

爲主而邪甚者或兼治邪若微邪者通不必治邪蓋此證之所急者在元氣元氣復而血脉行則微邪自不能留何足慮哉奈何今人但見此證必各分門類而悉從風治不知外感之風寒邪證也治宜解散内生之風血燥證也正宜滋補别此數者總由内證本無外邪既以傷精敗血枯燥而成而再治風痰難乎免矣（同上）又曰痙之爲病乃太陽少陰之病也（同上）○此乃僅可而未盡猶局局太陽少陰而專以陰虛爲主由學之不正而墮在

於者流中惜哉○附録陳言曰夫人之筋各隨經絡結
束於身血氣內虛外為風寒濕
熱之所中則痓蓋風散氣故有汗而不惡寒曰柔痓寒
泣血故無汗而惡寒曰剛痓原其所因多由亡血筋無
所營故邪得以襲之所以傷寒汗下過多與夫病瘡人
及產後致斯疾者槩可見矣診其脉皆沈伏弦緊但陽
緩陰急則几几拘攣陰緩陽急則反張
強直二證各異不可不別出三因方

附字辨

痙字從來諸方書多誤爲痓大謬之甚按說文云痙彊急也而無痓字痓玉篇充至切惡也與痙義絕不相涉又按正字通云痙俗作痓六書故曰醫書云痓亦作痙考之說文合之以聲痓乃痙之譌當定爲痙六書故以下皆於痓字下註之且引醫書者固本書之所無而康熙字典亦引正字通說俱不詳于醫事之所致並不足取也蓋以莖脛頸勁經徑逕輕俱皆省書巠或坙或巫與至字甚相近似

全是傳寫之誤。彰彰可見矣。省文之害。至如此也。可不慎乎。詳考古醫書。全肇於傷寒論。痙誤寫痓。而長啓後世之惑。雖素靈亦一二見之。後世如朱震亨王肯堂。固已改正。俱用痙字。（見丹溪心法證治準繩）迨觀張介賓景岳全書。陳治證治大還。亦改從痙。此皆可謂善知其過謬而就正者也。特如馮兆張說其徇非飾過。含糊騎牆。盲聾殆不可言也。

馮兆張曰。丹溪曰。痓當作痙。傳寫之誤耳。考之諸書。亦未有能辨之。有云。病以時發者。謂之痓。不以時發者。謂之痓及按靈素仲景以下諸書云痓云痙字雖兩般治多雷同殆亦不必犁而爲二也大抵痓乃病之名痙乃病之狀原其有剛柔二種以病發之時而經筋脈絡彊勁角弓反張故曰痙痙是勁急也是以其病發之狀象而名之也不然何歷代諸公或以治痓之方治痙或以治痙之方治痓諸皆能効治旣同而不殊則症當一而不二出錦囊祕錄

若其旣曰不必犁而爲二也又曰當一而不二嗚呼何爲

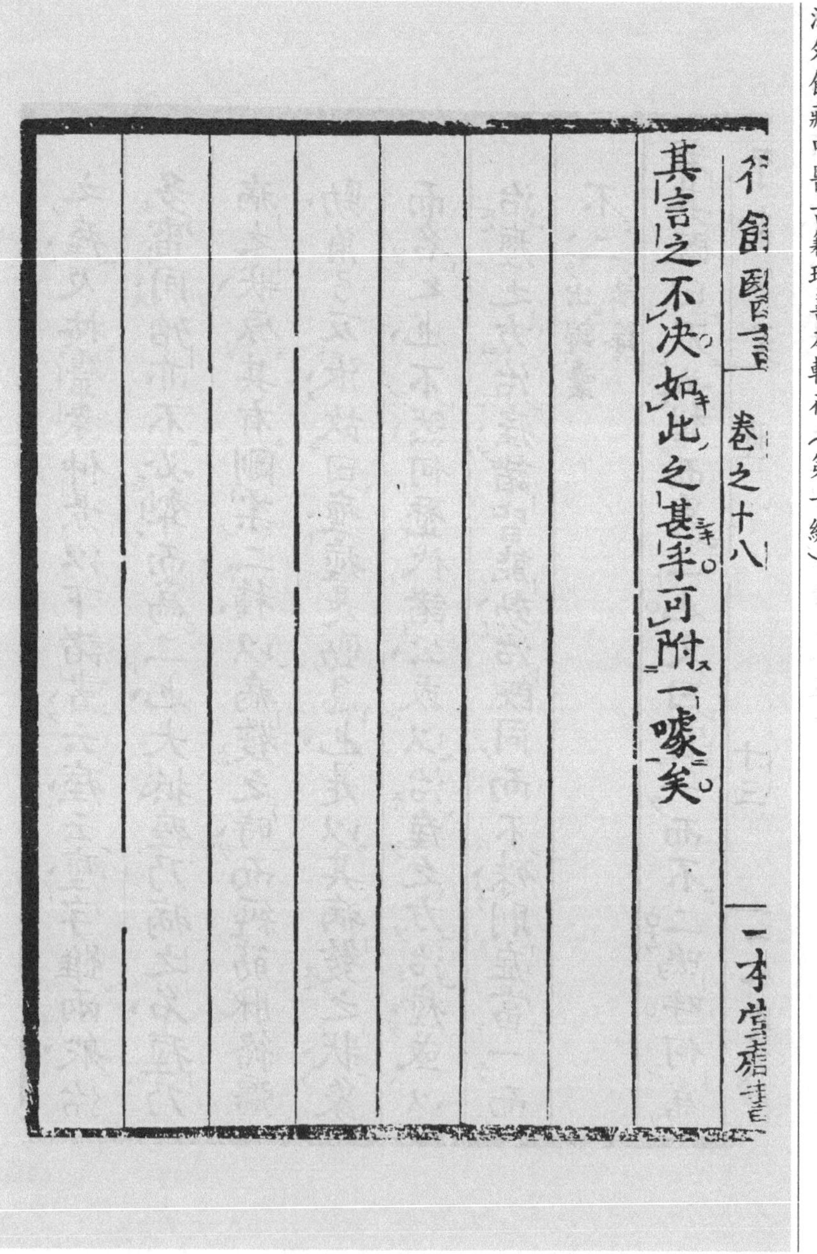



其言之不決如此之甚乎。可附一噱矣。

痺卑利切音秘　附　腫痺　鶴膝痺　脚痺　手痺

痺者後世醫俗所謂痛風風毒腫鶴膝風脚氣手氣等之總名也痺之爲言閉也凡有所閉塞則不得不痛故以閉塞而痛者總稱謂痺也後世所謂痛風即痺是也風毒腫即痺之有腫者不可別立名目若欲詁分稱呼直謂腫痺可也鶴膝風即痺之壞證滯痼於膝者也當謂鶴膝痺脚氣即脚痺手氣即手痺已上五種皆一痺證唯就其證狀部位異名耳故今遂件立條明爲辨白

痺者手足關節或遍身或一處疼痛極甚或如錐刀所刺或如虎嚙或如鎚鍛或如解落墮脫或欲折難忍痛無定處遊走不停倏爾在此忽爲在彼或壯熱憎寒或腫或不腫或晝輕夜重或麻痺不仁或不能屈伸轉側累月亙歲難速治愈即後世所謂痛風是也意其所患蓋由邪氣外中不遍全軀或上下或左右襲著數所部位無定而元氣健運固無間斷以衝突其邪所滯欲行不息元氣衝邪氣但止邪交攻相激爲痛而元氣固健定守邪滯切行去唯

則行去而又當其次撞著邪滯運路閉澁互擊爲痛每遇其邪所滯之處隨遇隨痛走無定處故中世謂之走注疼痛走者卽元氣也而醫家説曰風陽邪乃動物也故善走可謂鑿矣雖與傷風寒無異而傷風寒邪氣遍中周身故無走注其有走注者間亦有之卽傷風寒中之痺證也耳又見近時所有多是固有瘀血結毒亦能成此證其始雖外邪倡犯而瘀血所阻却甚於邪氣遂乃元氣瘀血相激爲痛而成痺證痺本經筋間病故雖有遇誤治不清至半

歲及一年而不死者以非如傷風寒自外圍攻漸漸滲入也譬之傷風寒猶四方環而攻之水泄不通孤城受敵無路突出痹猶或前或後受敵一方若左若右兩路攻入雖然外援可得突騎有道故痹證誤治多成痼廢而死者至少以其經歷關節而痛故古稱歷節又稱歷節風

始出金匱方論又見神農本草薇銜天雄蔓椒等條又別録條云歷節痛○病源候論千金方以下皆依之外臺秘要所引延年方亦同

又有痛甚不可忍如虎所咬者故又稱白虎歷節風

見楊士瀛仁齋直指○按外臺秘要載白虎方云近効論白虎病者大都是風寒暑濕之毒因虛所致將攝失理受此風邪經脉結滯血氣不行畜於骨節之間或在四肢肉色不變其疾晝靜而夜發發即徹髓酸疼乍歇其病如虎之齧故名曰白虎之病也又舉廣濟方療白虎方及近効方療風毒腫一切惡腫白虎病並差方云云特穌孝澄療白虎病灸法一條云婦人丈夫皆有此病婦人因產犯之丈夫眠臥犯之爲犯白虎爾其病口噤手拳氣不出爲犯忤鬼氣病者非此證耳

○濟生方稱白虎風又稱白虎歷節又按仁齋直指一名厲風者大非也又本艸綱目雞屎附方引日華云白虎風稱痛風者始見名醫別錄

出名醫別錄獨活條云百節痛風

其後及于宋元俗專通稱朱震亨始著痛風論徒舉一二治法而其論甚疎

痛風論見格致餘論○王璆百一選方以下皆稱痛風

醫家多分痺與痛風爲二證及于明末清初始舉素問痺

論中痛痺定爲痛風而亦不免惑諸痺名區區費辯袖珍方立五痺門併論白虎歷節如樓英醫學綱目馬蒔素問註證發微張介賓類經註王肯堂證治準繩李中梓醫宗必讀馮兆張錦囊祕錄等皆以痛痺爲痛風

按陳治證治大還云諸痺今名痛風即古之痺證也後世知有痛風不明痺證相沿而治未爲確當丹溪擬名痛風論治從內經寒氣多者爲痛痺論得其一也其有不痛及臟腑俞合等證未及詳載意其以風寒濕三氣

爲病寓於別證之下乎胞痺屬淋腸痺屬飧泄心痺屬噫氣肺痺屬喘滿之類皆是然則痺之不名久矣豈無認爲痿證爲風證爲脚氣而同治歟此論雖稍可見而亦未免拘泥素問分並諸痺爲可惜耳又張璐醫通云按痛風一證靈樞謂之賊風素問謂之痺金匱名曰歷節後世更名白虎歷節多由風寒濕氣乘虛襲於經絡氣血凝滯所致近世邪說盛行而名之曰箭風風毒腫潰乃謂之曰箭袋禁絕一切湯藥恣行艾熨針挑此雖

靈樞刺布衣之法而藥熨之方世絶不聞此說稍可而為其湯藥不効故恣行艾熨針挑耳若艾針有効則張也得不噤乎

殊不知痹即痛風止是一言而足矣而素問强分名曰以走注者爲行痹痛者爲痛痹痛著一處者爲著痹何得非啓後世濫名之端乎○

詳見素問痹論○痛痹又見靈樞九鍼十二原篇邪客篇又九鍼論禁服篇陰陽二十五人篇著痹又見靈樞四時氣篇五禁篇○按痹出諸篇者

頗多素問痺論、四時刺逆從論、五藏生成論、玉機眞藏論、宣明五氣篇、皮部論、繆刺論、平人氣象論、脉要精微論、診要經終論等、靈樞刺節眞邪論、邪氣藏府病形篇、五變篇、經脉篇、官鍼篇、血絡篇、壽夭剛柔篇、五色篇、官能篇等所論不一、其義尤廣、參考衆説、可以見也、況如骨痺。筋痺。脉痺。肌痺。皮痺。肺痺。心痺。肝痺。腎痺。脾痺。腸痺。胞痺。俱出素問痺論、又見四時刺逆從論、骨痺又見長刺節論、氣穴論、逆調論、又見靈樞刺節眞邪論、寒熱病篇、官鍼篇、筋痺又見素問長刺節論、靈樞官鍼篇、邪氣藏府病形篇、肌痺又見素問長刺節論、痿論、靈樞官鍼篇、皮痺又見四時刺逆從論、肺痺、肝痺又見素問玉機眞藏論、靈樞邪

氣藏府病形篇心痺又見靈樞官鍼篇邪氣藏府病形篇又心痺肺痺肝痺腎痺見素問五藏生成論

周痺衆痺見靈樞周痺篇又出素問至眞要大論云兩中衆痺皆作

行痺著痺見上

仲春痺孟春痺季春痺孟秋痺仲秋痺季秋痺仲夏痺季夏痺孟夏痺仲冬痺孟冬痺季冬痺

出靈樞經筋篇今按此卽十二痺而究竟與痹證混論

風痺。

靈樞云陰陽俱病命曰風痺。壽夭剛柔篇又見本藏篇厥病篇論疾診尺篇按

張介賓景岳全書曰風痺一證卽今人所謂痛風也而又附白虎歷節痛風此亦由無明見尚泥風字故云爾又李中梓醫宗必讀云筋痺卽風痺古稱走注今名流火脉痺卽熱痺也肌痺卽著痺濕痺也骨痺卽寒痺痛痺也而皮痺獨無所屬此説雖似得要而是亦不過

配當强分屬耳又戴思恭證治要決云筋骨疼痛俗呼爲痛風或痛而遊走無定俗呼爲走注風又馮兆張錦囊秘錄云行痺者行而不定也今稱爲走注疼痛俗名流火及歷節風如此則愈論愈惑不若一掃抹去也又李梴醫學入門立痺風門附麻木此亦由不知一痺證而足也○風痺又見神農本草石南實條

寒痺○

出靈樞賊風篇又見壽夭剛柔篇刺節眞邪篇　又見神農本草秦椒條名醫

別錄

五癉。

見素問移精變氣論

陰癉。

出素問四時刺逆從論又云陰癉者按之不得至眞要大論靈樞亦云陰癉者按之而不得五邪篇

熱癉。

同上四時刺逆從論又見名醫別錄黑大豆蘗等條

月痺
同上四時刺逆從論又見神農本草茵芋條

厥痺
出靈寒熱病篇云厥痺者厥氣上及腹又見名醫別録馬刀條

重痼痺

出靈官鍼篇

雍重淡痺暴痺

同上六鍼篇

遠痺

同上九鍼十二原篇又九鍼篇

留痺

同上官鍼篇又出五變篇

久痺

同上壽夭剛柔篇論疾診尺篇

留久痺

同上經脈篇

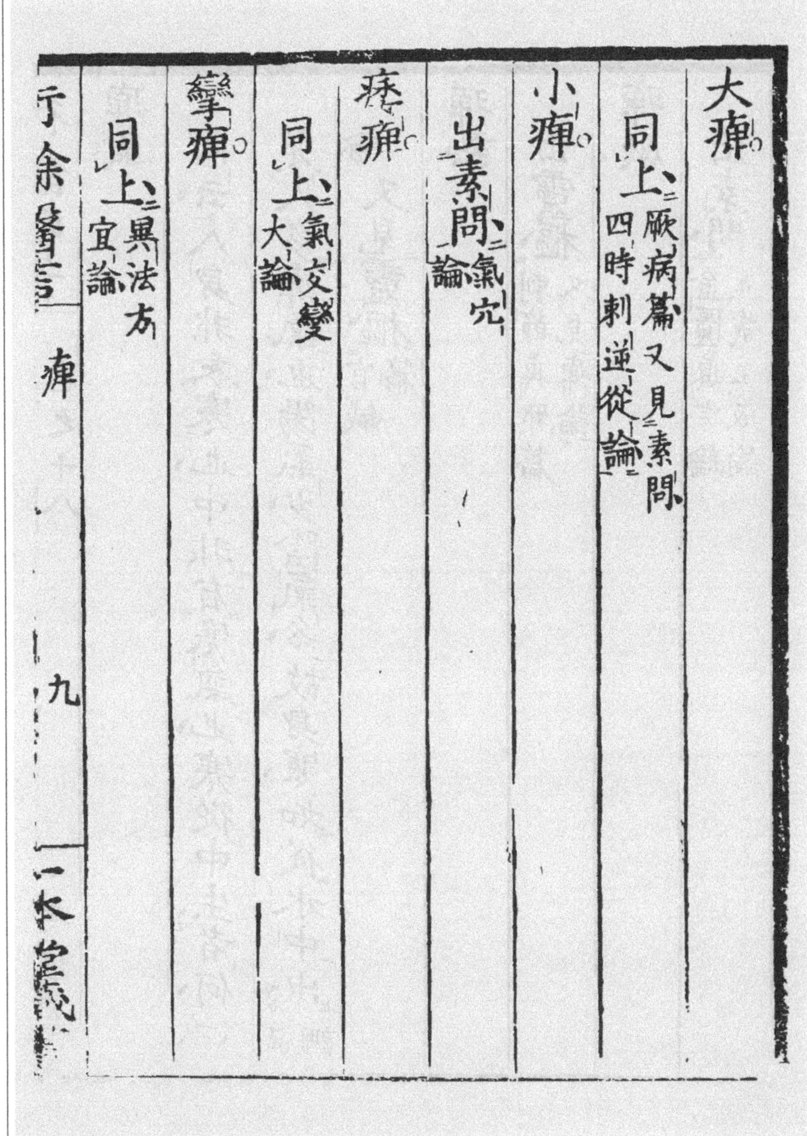

大痺。

同上。厥病篇又見素問四時刺逆從論

小痺。

出素問。氣穴論

痿痺。

同上。氣交變大論

攣痺。

同上。異法方宜論

行餘醫言　卷之十八　一本堂藏

痺氣

同云人身非衣寒也中非有寒氣也寒從中生者何曰是人多痺氣也陽氣少陰氣多故身寒如從水中出詳上逆調論又見靈樞官鍼篇

痺熱

出靈樞刺節眞邪篇又見痺論

痺厥

出素問金匱眞言論五藏生成論

痺躄。

同上、玉版論要篇

痺隔。

出靈樞經脉篇

食痺。

素問云、食痺而吐、至眞要大論、又見脉要精微論張介賓註曰、食入不化、入則悶痛、嘔汁、必吐出、乃去也。○按陰痺以下二十三名、多非痛痺之痺、從指鬱塞不通之疾耳。

濕痺。

出傷寒論、金匱方論亦同。又見神農本草、龜甲、夏枯草、菊花等條。名醫別錄木瓜條。

冷痺。

出本草綱目乾薑條。又見養生主論。

寒濕痺。

同上。天雄、山茱萸等條。

風濕痺。

同上。乾薑薇銜白石英等條 病源候論以下皆同

胃痺。

同上。苦菜條 又見名醫別錄。沙參青粱米等條

氣血痺。

同上。厚朴條

內痺。

同上。王瓜條

邪痺。

出名醫別錄蒜條

渴痺。

同上敗石條

眩痺

同上埊松條

惡痺。

同上松脂條

小腹痺。

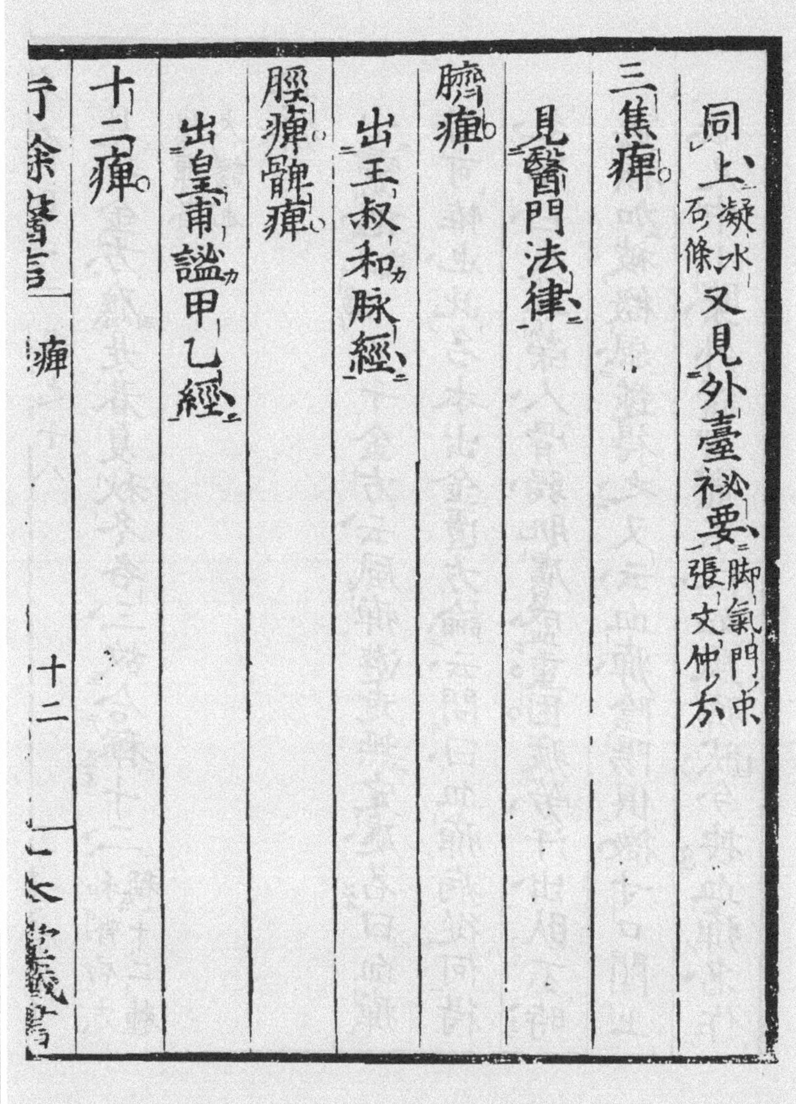

同上凝水石條又見外臺祕要脚氣門中張文仲方

三焦痺。

見醫門法律

臍痺。

出王叔和脉經

腰痺、髀痺。

出皇甫謐甲乙經

十二痺。

見千金方、應是春夏秋冬各三、故合稱十二、和劑局方稱十二種癃痺者大謬也

血痺。

出靈樞九鍼論又千金方云風痺遊走無定處名曰血痺者可怪也、此名本出金匱方論、云問曰、血痺病從何得之、師曰、夫尊榮人、骨弱肌膚盛、重困疲勞、汗出臥不時動搖加被微風、遂得之、又云血痺陰陽俱微、寸口關上微、尺中小緊、外證身體不仁、如風痺狀、今按血痺名作

痛痺證類猶之可也爲勞瘵名似甚不當○又見神農本草吳茱萸條

氣痺○

出和劑局方又見素問遺篇本病論云氣痺於外

枯澁痺○

出儒門事親

虛濕痺○

見本草綱目蛇牀條引甄權云

膏癉

傷寒類要云膏癉尿多其人飲少

白虎病白虎風厲風賊風流火走注風箭風蕭袋等

俱見上

皆是無用之剩名不足逐辨又如偏癉淋癉胃癉喉癉皆由塞而痛之義命名者各在本門固非癉證之謂也

偏癉在痲門淋癉在癃門胃癉喉癉有本門又有癉㾫癉者見本草綱目赤箭主治引甄權云冷氣㾫癉癱緩不隨語多恍惚善驚失志即後世麻

痺也俱見癖門皆是由痺義多端也

腫痺卽痛痺脚痺之腫者多痼於腿股間腫痛攣急焮熱

間有膿潰者俗間謂之風毒腫

按風毒腫名本出外臺祕要所引近效方云療風毒腫

一切惡腫白虎病並差方

連綿不愈多成廢疾後世脚痺中立腿股風名者卽是也

故今稱腫痺

鶴膝痺卽痛痺脚痺之不速愈而滯痼於足膝者也其證

兩膝或偏膝。腫大而痛。腿與胻漸瘦枯。細筋骨露。立特膝腫滿。以太似鶴膝形狀。故名之也。其證或屈曲不伸。或挺直難曲。筋攣急。不能屈伸。遂成廢人。後世又立謬名。呼爲鼓槌風者。即是也。間有膿潰者。

徐春甫曰、或止有兩膝腫大、皮膚拘攣、不能屈伸、胻腿枯細、俗謂之鼓槌風、見古今醫統

又有手肘腫大而痛。臂臑與腕後。漸瘦枯細者。此亦可稱鶴膝手臂也。

又有患痢疾愈後脚膝軟痛不能行履者呼爲痢風後世之謬名也○和劑局方云患痢後脚痛痪弱不能履名曰痢風古今醫統云痢後手足不能屈伸或麻豆症傳變手足筋脉急如然則可稱痘風麻風耶甚矣哉濫名之不通也馮兆張曰痢後脚漸細而軟弱名爲痢風不治而成鶴膝風見錦囊秘錄○或曰有痢後而成者名痢後風以上皆非也

脚痺即脚氣凡脚痺病者患人素有瘀血然後感風寒濕氣相合成是證得此病者多不即覺或無他疾而忽得之或因衆病後得之初甚微飲食氣力如故其狀自脚指至膝上及腿或疼痛或隱核痛起或不仁或淫淫如蟲所緣或屈弱不能行或微腫或酷冷或緩縱不隨或攣急或有物如動發於脚指及腨腸逕上至腰至背至肩至腹或舉體轉筋或脚指偏痛或脚一指二三指或全指疼痛難著鞋履或自脛及腿紅腫如瓜瓠或皮肉脹起如腫而按之

不陷或脚皮墳起紅腫或脚心隱痛履地艱辛或足跟痛踵難著地或脚筋吊痛或脛腿沈重或脚心如火或脚皮中動如蟲行或痛處手不可近衣被不可觸近或久立冷地久坐濕地暴熱濯水凌晨履霜衝冒雨雪遂成是證種種形狀以其皆從脚起故名脚痺輕者忽痛隨愈又有輕發成熱路或一旬或半月復作如故或數年間數回發漸漸而致足筋腫者其重者當時不愈痼成壞證此亦成鶴膝痺腫痺與前條同但此證雖痛甚重而未見有至死者

若痼成壞病。延及數年。羸瘦冒弱。而斃者。間亦有之。歷觀巢元方。孫思邈所論。王燾所引諸家說。則古所謂脚氣者。卒病有急死。而今所有脚痺者。皆緩病而無死者。病源候論云。或見飲食而嘔吐。惡聞食臭。或逕上衝心。氣上者。或壯熱頭痛。或胸心衝悸。寢處不欲見明。或腹内苦痛。而兼下者。或言語錯亂。有善妄誤者。或眼濁精神昏憒者。若治之緩。便上入腹。入腹或腫。或不腫。胸脇滿。氣上便殺人。急者不全日。緩者或一二三月。其形或尚可而手脚未及屈弱數日之內上氣卽死千金方云或奄然大悶經三兩日不起方乃覺之諸小庸醫皆不識此疾謾作餘病治之莫不盡斃又云或腹痛下利或大小便秘澁不通或小腹不仁又有婦人產後春夏取涼多中此毒深宜愼之其熱悶掣痛驚悸心煩嘔吐氣上皆其候也又云胸脇逆滿氣上肩息急者死不旋踵寬者數日必死不可不急也但看心下急氣喘不停或自汗數出或乍寒乍熱其脉促短而數嘔吐不止者死

又云其以小腹頑痺不仁者脚多不腫小腹頑後不過三五日即令人嘔吐者名脚氣入心如此者死在旦夕病源千金俱按取畧書餘倣此外臺祕要引蘇長史論曰又有不腫而緩弱行卒屈倒漸至不仁毒氣上陰攻心便死急不旋踵又曰庸醫不識以爲他病皆錯療之多有死者又曰諸毒氣所攻攻內則心急悶不療至死又蘇恭紫雪方療脚氣毒遍內外煩熱口中生瘡狂易叫走又延年方伏苓飲主脚氣腫氣急上氣心悶熱煩嘔逆不下食又

廣濟、療脚氣急上衝心悶欲死又崔氏旋覆花湯療
脚氣衝心欲死者又治脚氣癉痺不仁兩脚緩弱脚腫
無力重者少腹氣滿胸中痞塞見食即嘔或兩手大拇
指不遂或兩脚大拇指不遂或小便澁又張文仲方療
毒氣攻心手足脉絶欲死又近効方療脚氣擡肩喘并
脚氣上衝心狂亂悶者又唐侍郎療脚氣攻心方又肘
後方療脚氣之病先起嶺南稍來江東或小腹不仁不
即療轉上入腹便發氣上則殺人又許仁則療脚氣方

云諸脚氣皆令人脚脛大脚趺腫重悶甚上衝心腹滿悶短氣心腹脇肋刺痛胸背滿悶喫食之後此狀彌加時時氣短已上外臺所引亦拔書備考證

觀其所謂惡寒壯熱頭痛狀似傷寒初得似時行毒病寒熱如瘧發發作有時等語可以見矣後世醫人之著書也雖未嘗見如古所謂者而徒自蹈襲舊説依樣畫胡盧無一語論斷古今之異有無之實者區區却費南北內外之辯皆非就正著實之言也

李杲醫學發明云夫脚氣之疾實水濕之所爲也蓋濕之害人皮肉筋脉而屬于下然亦有二爲一則自外而感一則自内而致其治法自應不同故詳析而論之其爲病也有證而無名脚氣之稱自晋蘇敬始而關中河朔無有也惟南方地下水寒其清濕之氣中於人必自足始故經曰清濕襲虚則病起於下或者難曰今兹北方其地則風土高寒其人則腠理緻密而復多此疾者豈是地濕之氣感之而爲耶答曰南方之疾自外而感

者也北方之疾自內而致者也其自外而入者止於下
脛腫而痛自內而致者乃或至于手節也劉純玉機微
義曰東垣云千金外臺總錄所錄皆謂南方卑濕霧露
所聚之地其民腠理疎陽氣不能外固因而履之則清
濕襲虛病起於下此由血氣衰弱受清濕之邪氣與血
併行於膚腠邪氣盛正氣少故血氣澁澁則痹虛則弱
故令痺弱也後人名曰脚氣鍼經云有道以來有道以
去治之多以灸焫爲佳以導引濕氣外出及飲醪醴以

通經散邪所製之方寒藥少熱藥多此辨南方脚氣所得之由發曰異法方宜論云北方者其地高陵居風寒冰冽其俗飲湩酪而肉食凡飲湩酪者以飲多速飲爲能經云因而大飲則氣逆又云食入於陰長氣於陽今乃反行陰道是爲逆也夫乳酪醇酒者濕熱之物飲之屬也加以奉養太過亦滋其濕水性潤下氣不能呴故下注於足脛積久而成腫滿疼痛此飲食下流之所致也通評虛實論云穀入多而氣少濕居下也況湩酪醇酒之濕熱

甚於穀者也若飲食自倍脾胃乃傷則胃氣不能施行脾氣不能四布故下流乘其肝腎濕流於足脛加之房事不節陽虛陰盛遂成脚氣此辨北方脚氣所得之由按此言北方脚氣爲脾之濕氣下乘加之房事不節而致當作內因處治可謂發病機之秘然南方是證亦莫不爲外虛邪氣乘之故也以陳無擇所論外感當分風濕寒熱內臟虛實所因爲治迥出千金之文何此理又不復具爲蓋北方此證殊少耳學者審是則又知南方脚氣有全作

外因者爲、又虞摶醫學正傳曰、東南卑濕之地、比比皆是、西北高燥之方、鮮或有之、古方名爲緩風、蘇宋元以來、呼爲脚氣、原其所由、非止一端、有從外感而得者、有從內傷而致者、所感雖有內外之殊、其爲濕熱之患則一也、又曰、大抵病因有內外之殊、而治法無表裏之異耳、其他醫書、槩皆同、若夫強分南北內外者、大非也、及謂後人名曰脚氣、宋元以來、呼爲脚氣者、失考太屬踈漏、按潘楫醫燈續焰曰、東垣謂此疾南方卑下、乃清濕之邪外襲經絡而成如此北方地高外鮮水濕發此者皆内傷酒乳濕熱之邪下注也故南則宜作寒濕治北則宜作濕熱治此雖發前人之未發恐未必盡然也南方固下豈乏膏粱嗜酒之人北方固高豈無跋涉洗濯之事是在圓機者謹察證脉而分別之斯善矣此言較佳猶作回護之語方伎也哉

意此疾之起也蓋肇於晋時漸歷南北朝以至唐而後爲盛行葛洪之外支法存仰道人深師姚氏蘇唐徐王等論

無字可疑恐是有字

按外臺秘要引肘后方氣下有上字當從

說略在千金外臺中可併考也

葛洪肘後方云、脚氣之病先起嶺南稍來江東得之無漸或微覺疼痹、或兩脛小滿或行起忽弱、或小腹不仁或時冷時熱、皆其候也、不即治、轉上入腹便發氣則殺人千金方云、考諸經方、往往有脚弱之論、而古人少有此疾、自永嘉南渡、衣纓士人多有遭者、嶺表江東有支法存仰道人等、並留意經方、偏善斯術、晉朝士望多獲全濟、莫不由此二公、又宋齊之間有釋門深師師道人述法存等諸家舊方爲二十卷其脚弱一方近百餘首魏周之代蓋無此病所以姚公集驗殊不慇懃徐王撰錄未以爲意特以三方鼎峙風教未一霜露不均寒暑不等是以關西河北不識此疾自聖唐開闢六合無外南極之地襟帶是重爪牙之寄作鎮於彼不習水土往者皆遭之近來中國士大夫雖不涉江表亦有居然而患之者良由今代天下風氣混同物類齊等所致之耳然此病發初得先從脚起因卽脛腫時人號爲脚氣深師

云脚弱者即其義也外臺秘要云呉氏竊尋蘇長史侍郎徐王等脚氣方多經自患三二十年各序氣論皆有道理具述灸穴備説醫方又蘇長史論曰晋宋以前名爲緩風古來无脚氣名後以病從脚起初發因腫滿故名脚氣也近來諸醫多宗小品所説粗爲詳悉而因循舊貫頗爲膠柱肘後單略時有可依

但以其俗稱氣字甚屬鄙俚殆少義理故今改爲脚痺據名醫別錄千金方既有脚痺字也又謂足痺亦可也

靈樞云痿厥足痹見陰陽二十五人篇此足痹最爲古稱可相涵用○按名醫別錄云脚痹疼痛松節條又云腰脊强脚痹丹參條其他有脚膝痹痛兩脚疼痹等字○名醫類案云仲兄文安公守姑蘇以鑾輿巡幸虛府舍暫徙吳縣縣治卑濕旋感足痹痛掣不堪此後世用足痹字者也故舉而表爲原夫脚氣晉代俗稱耳千金方以爲脚弱是也且云頑弱名緩風疼痛爲濕痹又云黃帝云緩風濕痹是也今詳考素問靈樞並無緩風濕痹文思邈何據引黃帝云乎按

氷註素問時其書已不全或疑思邈時有完書而其中古是語否乎殆不可知也。

按外臺秘要所引必効方始有緩風字名醫別錄云緩急風麻黃條唯千金方有急風緩風緩急風五緩六急等又神農本草云關機緩急周痺狗脊條又云五緩六急乾漆條名醫別錄亦同黑雌雞肉條又云五緩五加皮蘼蕪等條濕痺始見傷寒論金匱方論亦同中濕而非痛痺下同但是次出甲乙經又見神農本草蔓荊大豆黃卷蒲桃莢實酸棗木瓜夏枯草鱧魚龜甲等皆云名醫別錄

亦同。二書亦是中濕而非痛痹。

脚弱始見名醫別錄。狗脊、石南葉、石鍾乳、茵芋等條俱有是名。又石硫黃、殷孽條並云脚冷疼弱。附子條云脚疼冷弱。石斛條云脚膝疼冷痺弱。五加皮條云兩脚疼痺風弱五緩。

脚氣本出葛洪肘後方。

按玉機微義引嚴用和曰：古無脚氣之說，內經名厥，兩漢間名緩風，宋齊之後謂之脚氣者，俱不免疎漏也。由是觀之，則後世劉純、婁英、王肯堂輩漫據李杲說，謂脚氣自唐蘇敬始者，未博考耳。若夫腫者爲濕脚氣，不腫者

爲乾脚氣

外臺秘要引許仁則療脚氣方云許仁則曰此病有數種有飲氣下流以成脚氣飲氣卽水氣之漸亦有腎氣先虛暑月承熱以冷水洗脚濕氣不散亦成脚氣亦有腎氣既虛諸事不節因居卑濕濕氣上衝亦成脚氣此諸脚氣皆令人脚脛大脚趺腫重悶甚上衝心腹滿悶短氣中間有乾濕二脚氣濕者脚腫乾者脚不腫漸覺枯燥皮膚甲錯

五種脚氣

外臺祕要引蘇恭云凡此有五種冷脚氣熱脚氣平平脚氣大虛脚氣大實脚氣

脚跟頹

出病源候論

脚風

見千金翼方

赤遊風

惠濟方云、脚腿紅腫熱如火炙、俗名赤遊風、

揷腿風。

出仁齋直指、

草鞋風。

草鞋風穿跟草鞋風。

云草鞋風、足腕痛、名失書、又見神應經

側脚風。

見醫學綱目、

膝遊風。

膝遊風膝眼毒膝癰。

證治準繩云但一膝痛引上下不甚腫而微紅名膝遊風但臏之兩傍腫痛憎寒壯熱晝夜偏劇腫處手不可近爲膝眼毒膝蓋上腫痛者爲膝癰

骨風

本草綱目所引蘊須曰凡丈夫婦人無故兩脚腫滿連膝脛中痛屈伸急强者名骨風

遶踝風穿踭風

萬病回春云足內踝骨紅腫痛者名曰遶踝風足外踝

骨紅腫痛者、名曰穿踭風、

腿股風。腿支風。

又云、兩股胯痛者、名曰腿股風、又云腿支風、

陰脚氣。陽脚氣。

見趙氏醫貫、

太陽經脚氣。陽明經脚氣。少陽經脚氣。三陽併合脚氣。太陰經脚氣。少陰經脚氣。厥陰經脚氣。三陰併合脚氣。

俱出三因方、

冷脚氣。熱脚氣。平平脚氣。大虚脚氣。大實脚氣等名目。

已見上。

及婁英又立産脚氣一門。

見醫學綱目。

徐春甫別立足跟痛一門。

見古今醫統。

婁英王肯堂並曰。脚氣頑麻腫痛者爲痹厥。

醫學綱目云。脚氣頑麻腫痛爲痹厥。足痿軟不收爲厥脚氣衝心爲厥逆證治準繩云脚氣之名起自後代其頑麻腫痛者則經所謂痺厥也（經即素問五藏生成論）或舉腎臟風毒證屬此條皆是多岐濫名愈出愈惑終無要領不用而可也。

和劑局方云腎臟風毒或云腎臟風虚又云腎臟風○名醫類案云道士王裕曰有忽患脚心如中箭發堨不時此腎之風毒又云毘陵馬姓者鬻酒爲業者患腎臟風忽一足發腫如瓠自腰以下鉅細通爲一律痛不可

恐欲轉側兩人扶方可動或者欲以鈹刀決之張曰未可此腎臟風攻注脚膝也

又有謂脚氣爲壅疾至非也大都萬病莫非由壅鬱結滯以生者豈特脚氣爲壅已乎可笑之甚也

李杲劉純並云楊大受云脚氣之疾自古皆尚疎下爲疾壅故也見玉機微義

王肯堂曰脚氣兩脛腫滿是爲壅疾見證治準繩

又有一種俗呼脢脚者其證初發不覺何因而然或一脚

或兩脚脛腫大不痛不痒行步不妨雖不治療終身無害間有及腿腫者此亦脚氣類也

按證治準繩云脚氣兩脛腫滿是爲壅疾南方多見兩足麤大與疾偕老者初起當以重劑宣通壅滯或砭惡血而去其重勢後以藥治此即是證但謂南方多見者誤矣隨在有之何問南北乎

手痹即手臂痛及肩此全係瘀血非由傷風寒濕三氣者其證或左或右疼痛有微甚或手不舉或半舉難及頭肩

或不能背反出力或不能伸或不能屈或伸屈不便指使有妨多在四十上下男女俱有而婦人尤居多有至五十六十亦然者。至輕者不治自愈重者遂爲痱之先兆或有腫者。疼痛淹滯。至半歲以上者痛處肉減枯腊露骨或有曲肘腫如鶴膝者。遂至屈曲不伸或挺直不屈此亦可稱鶴膝手痺孫思邈既於脚氣門中併言及爲。已見上條。○按沈應暘萬病必愈立臂痺門似矣後世謂北人脚氣自內生者多兼手臂痛者大數矣以識

思恭擬脚氣名始稱手氣此亦爲下字不精頗惹俗氣也

出證治要訣

附字辨

痺元以閉塞而痛爲正義故痛痺脚痺尤得其當喉痺亦以腫塞而痛命名而古人用痺字義頗多端或痿痺或痲痺或指滚遠滯痼者泛言之卽滚痺遠痺留久痺類是也程子曰醫書以手足痿痺爲不仁此漫據醫書而言之而

其實不知痿與痺本是二證而康熙字典引正字通云程子曰云云按病能篇云痺而不仁發爲肉痿痿與痺分爲二內經痺論痿論兩存程子緊舉而兼言之以痿痺相續而至其爲不仁一也今按正字通其後曰然專屬手足則据醫說未博考內經也字彙云痺脚冷濕病氣不生也此止說脚痺而不及痛痺義王氷註素問曰痺痛也此亦止係痛之一義不通閉塞之意唯併閉塞而痛其義全備劉完素馬蒔王肯堂李梴李中梓輩皆謂痺卑也非也據字

彙正字通從卑者非正字字彙從卑者註云鳥名正字通云痹卽俗痺字但字彙作畀正字通作畀爲異耳又正字通云癉俗痺字然玉篇云癉手冷也康熙字典云集韻音鼻病也（字彙亦同）然則似不可同也不用爲是又股康熙字典增字中云篇海類編股音叉腶股脯也其義大異特踳字書都無疑是俗字龔妟用耳故其義不可知也或云踳是踝義股是股義此亦不見所據不舉爲佳

筆記

脚氣之證漢唐諸家所論脚弱腫滿氣急衝心及不仁麻痺等之症吾邦振古以來曾無之但有脚膝痺痛之症耳故不別立一門而附諸痛痺先人巳故自寶暦年間始有斯病其証候全若漢唐諸家所論然多發于夏秋之間春冬稀有之多在男子壯年之人在弱齡之人及婦人者甚尠矣爾來此病盛行死者亦不少矣蓋此疾雖自足發而病根在腹故心下解豁者縱令諸症重

者多易愈心下鞕緊則難治可觀其根在腹也又有蓄瘀血瘀汁之人兼特氣而發者也恰如疥癬用速愈法而内攻毒氣入腹水脹氣急者故欲治此症者不問足須問腹如何雖腫消麻解而腹裏病不除必再發可不慎哉

景與謹記

行餘醫言卷之十八畢

# 一本堂行餘醫言卷之十九

香川修徳太沖父 著

## 傷風寒

夫風寒之傷人也先悪寒而嚏或鼻流清涕或頭痛或欬嗽或咽喉痛發熱汗出或汗不出脉浮大或緊數項背強急淅淅悪寒翕翕發熱或腰脊痛身體懈惰或嘔或喘或胸脇苦滿或腹滿或咽乾口苦或聲嗄啞或渴引飲或舌有白胎漸黄漸黒或紅或芒刺小便赤澁大便不通或溏

瀉或便血或衂或吐血或耳聾譫語或煩躁狂亂不得眠卧或善寐或舌卷囊縮手足厥冷目昏面垢皃煤或溲便失禁精神慌惚或發斑或噦證狀萬態不可縷擧有輕者有重者有輕而引日者有自輕漸至重者有素虛脱者有兼癥疝瘀血蟲濕者有虛證似實證者有實證似虛證者有如癰證有經水來或經水絶有狐惑證或成水痞成協熱泄或變黄或變癰或變勞是故治傷風寒須從其證臨其時而施汗下温清不可一概而論也夫診傷風寒在輕

重虛三證而已矣輕證者微惡寒微發熱鼻流清涕頻嚏或咳嗽頭微痛脉浮緩者宜發汗汗出則解此邦俗謂之引風戴思恭謂之感冒

證治要訣云感冒為病亦有風寒二證即是傷寒外證初感之輕者故以感冒名之若入裏而重則是正傷寒又云輕則為感重則為傷又重則為中

重證者淅淅惡寒翕翕發熱頭項強痛骨節疼痛身體怠惰鼻鳴乾嘔汗出或無汗或喘脉浮大緊數者宜發汗張

機謂之太陽病中風或傷寒又謂表證或外證後世謂之陽證

傷寒論云太陽之為病脉浮頭項強痛而悪寒○太陽病發熱汗出悪風脉緩者名曰中風○太陽病或已發熱或未發熱必悪寒體痛嘔逆脉陰陽俱緊者名曰傷寒○太陽中風陽浮而陰弱陽浮者熱自發陰弱者汗自出嗇嗇悪寒淅淅悪風翕翕發熱鼻鳴乾嘔者桂枝湯○太陽病頭痛發熱汗出悪風者桂枝湯主之○太陽

病項背強几几反汗出悪風者桂枝加葛根湯主之○
太陽病項背几几無汗悪風葛根湯主之○喘家作桂
枝湯加厚朴杏子佳○桂枝本為解肌若其人脉浮緊
發熱汗不出者不可與也常須識此勿令誤也○傷寒
發汗解半日許復煩脉浮數者可更發汗宜桂枝湯主
之○太陽病頭痛發熱身疼腰痛骨節疼痛悪風無汗
而喘者麻黄湯主之○太陽中風脉浮緊發熱悪寒身
疼痛不汗出而煩躁者大青龍湯主之若脉微弱汗出

悪風者不可服○傷寒脉浮緩身不疼但重乍有輕時無少陰證者大青龍湯發之○傷寒表不解心下有水氣乾嘔發熱而欬者小青龍湯主之○太陽病外證未解者不可下也下之為逆欲解外者宜桂枝湯主之○太陽病脉浮緊無汗發熱身疼痛八九日不解表證仍在此當發其汗服藥已微除其人發煩目瞑劇者必衂衂乃解所以然者陽氣重故也麻黄湯主之○太陽病脉浮緊發熱身無汗自衂者愈○脉浮者病在表可發

汗宜麻黄湯○傷寒脉浮緊不發汗因致衄者麻黄湯主之○傷寒論云太陽病得之八九日如瘧狀發熱悪寒熱多寒少其人不嘔清便欲自可一日二三度發脉微緩者為欲愈也脉微而悪寒者此陰陽俱虛不可更發汗更下更吐也面色反有熱色者未欲解也以其不能得小汗出身必痒宜桂枝麻黄各半湯○服桂枝湯大汗出脉洪大者與桂枝湯如前法若形如瘧日再發者汗出必解宜桂枝二麻黄一湯○服桂枝湯大汗出

後大煩渴不解脉洪大者白虎加人參湯主之○大陽與陽明合病不下利但嘔者葛根加半夏湯主之大陽與陽明合病喘而胸滿者不可下宜麻黄湯主之二陽併病太陽初得病時發其汗汗先出不徹因轉屬陽明續自微汗出不悪寒若太陽病證不罷者不可下下之為逆如此可小發汗設面色緣緣正赤者陽氣怫鬱在表當解之熏之若發汗不徹不足言陽氣怫鬱不得越當汗不汗其人躁煩不知痛處乍在腹中乍在四肢按

之不可得其人短氣但坐以汗出不徹故也更發汗則愈何以知汗出不徹以脉濇故知也○太陽病發汗後大汗出胃中乾煩躁不得眠欲得飲水者少少與飲之令胃氣和則愈若脉浮小便不利微熱消渴者與五苓散主之發汗已脉浮数煩渴者五苓散主之○中風發熱六七日不解而煩有表裏證渴欲飲水水入則吐者名曰水逆五苓散主之

不問輕證重證荏苒引日者張機謂之陽明病其汗出而

不徹或汗不出者或喘嘔或胸脇煩滿心下悸或口苦舌胎白黄或往来寒熱煩躁者脉實大者宜清解張機謂之陽明病表證或謂之二陽合病三陽合病或謂之少陽病或謂之表裏證或謂之二陽併病後世謂之半表半裏證

傷寒五六日中風往来寒熱胸脇苦滿默默不欲飲食心煩喜嘔者與小柴胡湯主之○服柴胡湯已渴者屬陽明也以法治之○傷寒四五日身熱悪風頭項強脇下滿手足温而渇者小柴胡湯主之○傷寒六七日發

熱微惡寒支節煩疼微嘔心下支結外證未去者柴胡加桂湯主之○太陽病過經十餘日反二三下之後四五日柴胡證仍在者先與小柴胡湯嘔不止心下急鬱鬱微煩者為未解也與大柴胡湯下之則愈○傷寒六七日已發汗而復下之胸脇滿微結小便不利渴而不嘔但頭汗出往來寒熱心煩者此未解也柴胡桂枝乾薑湯主之○傷寒五六日頭汗出微惡寒手足冷心下滿口不欲食大便鞕脉細者此為陽微結必有表復有

裏也脉沈亦在裏也汗出為陽微假令純陰結不得復有外證悉入在裏此為半在裏半在外也脉雖沈緊不得為少陰病所以然者陰不得有汗今頭汗出故知非少陰也可與小柴胡湯設不了了者得屎而解○傷寒五六日嘔而發熱者柴胡湯證具而以他藥下之柴胡證仍在者復與柴胡湯此雖已下之不為逆必蒸蒸而振却發熱汗出而解○太陽與少陽合病自下利者與黄芩湯若嘔者黄芩加半夏生薑湯主之○陽明病脉

遅汗出多微悪寒者表未解也可發汗宜桂枝湯○陽明病脉浮無汗而喘者發汗則愈宜麻黄湯○病人煩熱汗出則解又如瘧狀日晡所發熱者屬陽明也脉實者宜下之脉浮虚者宜發汗下之與大承氣湯發汗宜桂枝湯○陽明病發潮熱大便溏小便自可胸脇滿不去者小柴胡湯主之○本太陽病不解轉入少陽者脇下鞕滿乾嘔不能食往來寒熱尚未吐下脉沈緊者與小柴胡湯○傷寒脉弦細頭痛發熱者屬少陽少陽不

可發汗發汗則譫語此屬胃胃和則愈胃不和則煩悸
○陽明病但頭眩不惡寒故能食而欬其人必咽痛若
不欬者咽不痛

其微汗出不能食舌胎黑大渴引飲欲飲水小便赤澁大
便鞕難或潮熱譫語胃中大熱腸中乾燥有燥屎者宜清
之或下之或導之張機謂之陽明病或謂之三陽入府或
謂之裏證後世屬之陽證
陽明病脉遲雖汗出不惡寒者其身必重短氣腹滿而

喘有潮熱者此外欲解可攻裏也手足濈然而汗出者
此大便已鞕也大承氣湯主之若汗多微發熱惡寒者
外未解也其熱不潮未可與承氣湯若腹大滿不通者
可與小承氣湯微和胃氣勿令大泄下○陽明病潮熱
大便微鞕者可與大承氣湯不鞕者不與之若不大便
六七日恐有燥屎欲知之法少與小承氣湯湯入腹中
轉失氣者此有燥屎乃可攻之若不轉失氣者此但初
頭鞕後必溏不可攻之○三陽合病腹滿身重難以轉

側口不仁而面垢譫語遺尿發汗則譫語下之則額上
生汗手足逆冷若自汗出者白虎湯主之○傷寒病若
吐若下後七八日不鮮熱結在裏表裏俱熱時時悪風
大渴舌上乾燥而煩欲飲水數升者白虎加人參湯主
之○傷寒無大熱口燥渴心煩微悪寒者白虎加人參
湯主之○二陽併病太陽證罷但發潮熱手足漐漐汗
出大便難而譫語者下之則愈宜大承氣湯○陽明病
自汗出若發汗而小便自利者此為津液内竭雖硬不

可攻之當須自欲大便宜蜜煎導而通之若土瓜根及與大猪膽汁皆可為導○病人小便不利大便乍難乍易時有微熱喘冒不能臥者有燥屎也宜大承氣湯○趺陽脉浮而濇浮則胃氣強濇則小便數浮濇相搏大便則難其脾為約麻仁丸主之○太陽病三日發汗不解蒸蒸發熱者屬胃也調胃承氣湯主之○傷寒六七日目中不了了睛不和無表裏證大便難身微熱者此為實也急下之宜大承氣湯○發汗不解腹滿痛者急

下之宜大承氣湯

虛證者微惡寒微發熱脉細數或腹滿而吐下或腹痛水瀉或下血四支厥冷顔色黄白頭重手顫或舌巻嚢縮頻寐踡臥精神恍惚面垢鼻煤唇青舌紅或苔刺或滑胎或少氣或小便不利足趺微腫或吐蚘或喘或噦閉目鄭聲如此者九死一生之證也第一灸為上策但宜温補張機謂之太陰病或少陰病厥者謂厥陰病三陰亦有表證表證可發汗而輕者後世謂之陰證

傷寒論云太陰之病腹滿而吐食不下自利益甚時腹自痛若下之必胸下結鞕○太陰病脉浮者可發汗宜桂枝湯○自利不渴者屬太陰以其藏有寒故也當溫之宜服四逆輩○太陽為病脉弱其人續自便利設當行大黃芍藥者宜減之以其人胃氣弱易動故也○少陰病脉微細但欲寐也○少陰病下利若利自止惡寒而踡臥手足溫者可治○少陰病吐利手足不逆冷反發熱者不死脉不至者灸少陰七壯○少陰病惡寒身

踡而利手足逆冷者不治○少陰病下利止而頭眩時時自冒者死○少陰病四逆悪寒而身踡脉不至不煩而躁者死○少陰病六七日息高者死○少陰病始得之反發熱脉沈者麻黄附子細辛湯主之○少陰病得之二三日麻黄附子甘艸湯微發汗以二三日無裏證故微發汗也○少陰病得之一二日口中和其背悪寒者當灸之附子湯主之○少陰病咽中傷生瘡不能語言聲不出者苦酒湯主之○少陰病下利白通湯主之

○少陰病二三日不已至四五日腹痛小便不利四肢沈重疼痛自利者此為有水氣真武湯主之○少陰病下利清穀裏寒外熱手足厥逆脉微欲絶者通脉四逆湯主之○少陰病下利脉微澀嘔而汗出必數更衣反少者當温其上灸之○厥陰中風脉微浮為欲愈不浮為未愈○傷寒先厥後發熱而利者必自止見厥復利○傷寒熱少厥微指頭寒默默不欲食煩躁數日小便利色白者此熱除也欲得食其病為愈若厥而嘔胸脇煩

滿者其後必便血○脉促手足厥逆者灸之○傷寒脉滑而厥者裏氣熱也白虎湯主之○大汗出熱不去內拘急四肢疼又下利厥逆而惡寒者四逆湯主之

熱入血室固婦人之病證也後世謂男子亦有熱入血室證者非也今日觀男子熱病下血證皆自穀道中出來而不見復有似婦人血室證者且如傷寒論中如狂及發狂下血證雖未詳說自何道出而須自穀道或自溺道可無疑也

傷寒論云婦人中風發熱惡寒經水適來得之七八日熱除而脉遲身涼胸脇下滿如結胸狀譫語者此為熱入血室又云其血必結故使如瘧狀發作有時小柴胡湯主之又云晝日明了暮則譫語如見鬼狀者○明理論云傷寒熱入血室何以明之室者屋室也謂可以停止之處人身之血室者榮血停止之所經脉留會之処即衝脉是也衝脉者奇經八脉之一脉也起於腎下出於氣衝並足陽明經夾臍上行至胸中而散為十二經

脉之海王冰曰衝為血海言諸經之血朝會於此男子則運行生精女子則上為乳汁下為月水內經曰任脉通衝脉盛月事以時下者是也王冰曰陰靜海滿而去血謂衝脉盛為海滿也即是觀之衝是血室可知矣傷寒之邪婦人則隨經而入男子由陽明而傳以衝之脉與少陰之絡起於腎女子感邪太陽隨經便得而入衝之經並足陽明男子陽明內熱方得而入也衝之得熱血必妄行在男子則下血讝語在婦人則月水適來陽明

下血譫語此為熱入血室者斯蓋言男子不止謂婦人而言也

狐惑證

金匱方論曰狐惑之為病狀如傷寒默默欲眠目不得閉臥起不安蝕於喉為惑蝕於陰為狐不欲飲食惡聞食臭其面目乍赤乍黑乍白蝕於上部則聲喝（一作嗄）甘草瀉心湯主之蝕於下部則咽乾苦參湯洗之蝕於肛者雄黃熏之又云病者脉数無熱微煩默默但欲臥汗

出初得之三四日目赤如鳩眼七八日目四眥一本此有黃字黑若能食者膿已成也此證病半愈後多項上生大瘍膿水淋漓遂已王肯堂曰宜速消散非也其人平臥不可反側豈可知乎此曆日力生拳頭始知有瘍生耳矣

又有熱不甚大便溏瀉舌紅者荏苒引日遂下血者近年此證甚多雖下血多而一二行而止熱勢稍衰則間有得愈者下血後熱不退脉滑大數面色赤者必死矣張機謂之協熱泄且曰當發汗時反早下之若利止必作結胸若作痞利不止者此作協熱泄也今時雖不下之而自利者

有之或利不止遂下血者亦有之此證多是舌紅也張機論結胸及心下痞因下之早也今時療傷風無冣初下之者以其故乎可謂結胸及痞證者至少矣又不下血而吐血者必死也

傷寒論云太陽病脉浮而動數浮則為風數則為熱動則為痛數則為虛頭痛發熱微盜汗出而反悪寒者表未解也醫反下之動數變遲膈内拒痛胃中空虛客氣動膈短氣躁煩心中懊憹陽氣内陷心下因鞕則為結

胸大陷胸湯主之○病發於陽而反下之熱入因作結胸病發於陰而反下之因作痞所以成結胸者以下之太早故也○傷寒六七日結胸熱實脉沈而緊心下痛按之石鞕者大陷胸湯主之○大陽病重發汗而復下之不大便五六日舌上燥而渴日晡所小有潮熱從心下至小腹鞕滿而痛不可近者大陷胸湯主之○傷寒十餘日熱結在裏復往來寒熱者與大柴胡湯但結胸無大熱者此為水結在胸脇也但頭微汗出者大陷胸

湯主之○小結胸病正在心下按之則痛脉浮滑者小陷胸湯主之○太陽病二三日不能臥但欲起心下必結脉微弱者此本有寒分也反下之若利止必作結胸未止者此作協熱利也○太陽中風下利嘔逆表解者乃可攻之其人漐漐汗出發作有時頭痛心下痞鞕滿引脇下痛乾嘔短氣汗出不悪寒者此表解裏未和也十棗湯主之○心下痞按之濡其脉關上浮者大黄黄連瀉心湯主之○心下痞而復悪寒汗出者附子瀉心

湯主之○本以下之故心下痞與瀉心湯痞不解其人渴而口燥煩小便不利者五苓散主之○傷寒汗出解之後胃中不和心下痞鞕乾噫食臭脇下有水氣腹中雷鳴下利者生薑瀉心湯主之○傷寒中風醫反下之其人下利日數十行穀不化腹中雷鳴心下痞鞕而滿乾嘔心煩不得安醫見心下痞謂病不盡復下之其痞益甚此非結熱但以胃中虛客氣上逆故使鞕也甘艸瀉心湯主之○太陽病外證未除而數下之遂恊熱而

利利下不止心下痞鞕表裏不解者桂枝人參湯主之

發黄者不限傷風寒雨濕酒食其病人無大熱唯瘀熱不解欝滞歴日則發黄宜汗出或小便利則解痘門中委言及焉

傷寒論云陽明病無汗小便不利心中懊憹者身必發黄○陽明病被火額上微汗出小便不利者發黄○陽明病面合赤色不可攻之必發熱色黄小便不利也○陽明中風脉弦浮大而短氣腹都滿脇下及心痛又按

行餘醫言　卷之　一本堂藏書

之氣不通鼻乾不得汗嗜臥一身及面目悉黃小便難有潮熱時時噦耳前後腫刺之小差外不解病過十日脉續浮者與小柴胡湯脉但浮無餘證者與麻黃湯若不尿腹滿加噦者不治○陽明病發熱汗出此為熱越不能發黃也但頭汗出身無汗劑頸而還小便不利渴引水漿者此為瘀熱在裏身必發黃茵蔯湯主之○傷寒發汗已身目為黃所以然者以寒濕在裏不解故也以為不可下也於寒濕中求之○傷寒七八日身黃如

橘子色小便不利腹微滿者茵蔯蒿湯主之○傷寒身黄發熱者梔子蘗皮湯主之○傷寒瘀熱在裏身必發黄麻黄連軺赤小豆湯主之○傷寒脉浮而緩手足自温者繫在太陰太陰當發身黄若小便自利者不能發黄至七八日雖暴煩下利日十餘行必自止以脾家實腐穢當去故也

悪寒發熱二三日遂有間日寒熱成瘧者當以療瘧方治之又有勞氣人纔感風寒則悪寒發熱欬嗽吐痰外之所

誘內之所應桴鼓同時遂成勞瘵矣其始熱勢未甚故醫人視以爲陰証輕證荏苒旬日之間諸證現出終至無可奈之何痛哉吾門謂急勞證即是也程林已擧急勞證先獲吾心者也張介賓擧勞力感寒一門比後世醫流徒用温補爲足者稍可褒然不知用攻實者流哉

景岳全書云凡因辛苦勞倦而病者多有患頭痛發熱惡寒或骨腿痠疼或微渴或無汗或自汗脉雖浮大而無力亦多緊數此勞力感寒之證即東垣云內傷證也

宜補中益氣湯或補陰益氣煎及五福飲等劑為良所謂溫能除大熱即此類也若或邪盛無汗脈見洪數而當和解者即宜用新方散陣諸柴胡飲之類主之○又云凡勞力感寒一證人皆以服役辛苦之人為言而不知凡為名利所牽有自不揣以致竭盡心力而患傷寒者皆其類也故凡有形勞而神不勞者勞之輕者也若既勞其神又勞其形內外俱勞則形神俱困斯其甚矣今人之病傷寒者率多此類輕者和解治宜如前重者

速宜救本當於後閑培補諸方擇而用之庶乎有濟尚不知其所致之由而槩施混治但知攻邪則未有不誤人者矣此即勞倦內傷之類諸義具詳本門

如癥人雖輕證而有惡寒甚或熱甚嘔逆不止者但邪不重故脉不緊耳當發汗方中加治癥方而可也〇如疝家雖輕證有頭痛如破發戰慄或發熱甚欲作瘧者發汗一陣而乍解邦俗稱疝氣振所謂如瘧狀者即是也〇瘀血家熱甚有衂而解者又有下血而解者三五日之間而衂

者必愈仲景既言及焉後世呼為紅汗者以其若汗而愈

也故衂為吉兆若重證至七八日以後熱不解而衂者悪

候也。

傷寒論云太陽病身黄脉沈結少腹鞕小便不利者為

無血也小便自利其人如狂者血證諦也抵當湯主之

○傷寒有熱少腹滿應小便不利今反利者為有血也

當下之不可餘藥宜抵當丸○陽明證其人喜忘者必

有畜血所以然者本有久瘀血故令喜忘屎雖鞕大便

反易其色必黑宜抵當湯下之○太陽病不解熱結膀胱其人如狂血自下下者愈其外不解者尚未可攻當先解外外解已但少腹急結者乃可攻之宜桃核承氣湯○太陽病六七日表證仍在脉微而沈反不結胸其人發狂者以熱在下焦少腹當鞕滿小便自利者下血乃愈抵當湯主之所以然者以太陽隨經瘀熱在裏故也以上二條一謂表不解者尚未可攻一謂表証仍在者下血乃愈彼此病証相似於熱入血室証用小柴胡湯是亦血之可來者因熱而止血之未可来者因熱而下也又今時傷寒病中有下血証皆亢有瘀血之人

或衂。或下血。衂者可愈。下者難治。可用下薬者非傷寒中之証。其少腹急結少腹鞕満発狂。若狂証皆因瘀血畜血所為。而偶感風寒因熱而下血也。後世分説如狂発狂畜血証非也。如狂。発狂。喜忘。雖如有少所異。而其実同也。猶痱証與癇証或悲或笑或狂或忘一般。若虚証有此証甚危。張介賓極論虚実軽重其所論較可取若其用薬救大虚発狂則真者流哉。〇景岳全書云如狂證本非實熱發狂其證亦有輕重如仲景曰太陽病不解熱結膀胱其人如狂其外不解者尚未可攻當先解外外已解但少腹急結者乃可攻之宜桃仁承氣湯〇又曰太陽病六七日表證仍在脉微而沈反不結胸其人如狂者以熱在下焦少腹當鞕滿小便自利者下其血乃愈抵當湯主之按此二條以太陽熱邪不解隨經入府但未至發狂故曰如狂此以熱搏血分畜聚下焦故宜下也

〇又云近見傷寒家則別有如狂之證古人未及言者蓋或由失志而病其病在心也或由悲憂思慮而病其病在肺也或由失精而病其病在腎也或由勞倦思慮而病其病在肝脾也此其本病已傷於內而寒邪復感於外則病必隨邪而起矣其證如狂亦所謂虛狂也而虛邪之證必外無黃赤之色剛暴之氣內無胸腹之結

滑實之脉雖或不時躁擾而禁之則止口多妄誕而聲
息不壯或眼見虛空或驚惶不定察其上則口無焦渴
察其下則便無鞕結是皆精氣受傷神魂不守之證此
與陽極為狂者反如冰炭而時醫不能察但見錯亂便
謂陽狂妄行攻瀉必致殺人凡治此者須辨陰陽其有
虛而挾邪者邪在陽分則宜補中益氣湯之類邪在陰
分則宜補陰益氣煎之類虛而無邪者在陽分則宜四
君八珍十全太補湯大補元煎之類在陰分則宜四物

六味左歸飲一陰煎之類陰虛挾火者宜加減一陰煎二陰煎之類陽虛挾寒者宜理中湯回陽飲八味湯右歸飲之類此方治之宜大畧如此而變證之異則有言不能傳者能知意在言表則知所未言矣○又云凡身有微熱或面赤戴陽或煩躁不寧欲坐臥於泥水中然脉則微弱無力此陰證似陽也名為陰躁蓋以陽亂於下則氣不歸原故浮散於上而發躁如狂速當温補其下命門煖則火有所歸而病當自愈若醫不識此而誤

用寒凉者必死。

併病。合病。傷寒論中有分別。今日診傷風寒者二三日表證悉解。止存裏證者甚尠矣。亦未見有彼所謂一經次第相傳者。由此觀之。則皆併病耳。其所謂合病者。希有之事也。張介賓詳論及焉。

景岳全書云。余究心傷寒已久。初見合病併病之說。殊有不明。而今始悉之。夫所謂合病者。乃二陽三陽同病。病之相合者也。併病者。如太陽先病不解。又併入陽明也觀仲景曰二陽併病太陽初得病時發其汗汗先出不徹因轉屬陽明若太陽病證不罷者不可下按此云轉屬陽明則自太陽而來可知也云太陽病證不罷則二經皆病可知也凡併病者由淺而深由此而彼勢使之必然也此合病併病之義而不知者皆以此為罕見之證又豈知今時之病則皆合病併病耳何以見之蓋自余臨證以來凡診傷寒初未見有單經挨次相傳者亦未見有表證悉罷止存裏證者若欲依經如式求證

則未見有如式之病而方治可相符者所以令人致疑愈難下手是不知合病併病之義耳今列其大畧如左

○合病者乃兩經三經同病也如初起發熱悪寒頭痛者此太陽之證而更兼不眠即太陽陽明合病也若兼嘔悪即太陽少陽合病也若發熱不眠嘔悪者即陽明少陽合病也若三者俱全便是三陽合病三陽合病者其病必甚

○又云併病與合病不同合病者彼是齊病也併病者一經先病然後漸及他經而皆病也如太陽

先病發熱頭痛而後見目痛鼻乾不眠等證者此太陽併於陽明也或後見耳聾脇痛嘔而口苦等證者此太陽併於少陽也或後見腹滿嗌乾等證者此太陽併於太陰也或後見舌乾口燥等證者此太陽併於少陰也或後見煩滿囊縮等證者此太陽併於厥陰也若陽明併於三陰者必鼻乾不眠而兼三陰之證少陽併於三陰者必耳聾嘔苦而兼三陰之證陰證雖見於裏而陽證仍留於表故謂之併凡患傷寒而始終熱有不退者

皆表邪之未解耳但得正汗一透則表裏皆愈豈非陰陽相併之病乎今之傷寒率多併病若明此理則自有頭緒矣

蓋風者兩閒之正氣也邪者兩閒之沴氣也俱是至於其傷人則皆名為邪氣固無春夏秋冬之別總當稱傷風寒此邦俗謂之引風葛熱屋吸孤張機自以輕重分風寒後之醫流尊信奉承不能復變其說陳言有疑於此敘傷風論別立傷風門蓋風之氣即寒也傷風則惡寒非寒氣而

何耶寒即其實也體也皆正氣也如疫氣即邪氣也不可謂風不可謂寒實風寒一體也

三因方云經云春傷寒夏飧泄此乃四時之序也或表中風在經絡中循經流注以日傳變與傷寒無異但寒泣血無汗惡寒風散氣有汗惡風為不同仲景正以此格量太陽經傷寒傷風用藥不同而纂集者不識門類遂雙編二證使後學混濫卒不知歸甚者以傷風暑濕時氣疫疹凡曰太陽病者皆謂之傷寒晋人不經類皆

如此固不足道但名義乖錯惑於後世不可不與之辨今別立傷風一門於四淫之前且依先哲以太陽為始分注六經學者自知

傳經之說素問作之俑張機已下皆從之

素問曰傷寒一日巨陽受之故頭項痛腰脊強二日陽明受之陽明主肉其脉侠鼻絡於目故身熱目疼而鼻乾不得臥也三日少陽受之少陽主膽其脉循脇絡於耳故胷脇痛而耳聾三陽經絡皆受其病而未入於藏

者故可汗而已藏作府四日大陰受之太陰脉布胃中絡於嗌故腹滿而嗌乾五日少陰受之少陰脉貫腎絡於肺繫舌本故口燥舌乾而渴六日厥陰受之厥陰脉循陰器而絡於肝故煩滿而囊縮三陰三陽五藏六府皆受病榮衛不行五藏不通則死矣其不兩感於寒者七日巨陽病衰頭痛少愈八日陽明病衰身熱少愈九日少陽病衰耳聾微聞十日太陰病衰腹減如故則思飲食十一日少陰病衰渴止不滿舌乾已而嚏十二日厥

陰病衰囊縱少腹微下大氣皆去病日已矣 熱論 又云邪風之至疾如風雨故善治者治皮毛其次治肌膚其次治筋脉其次治六府其次治五藏治五藏者半死半生也 陰陽應象大論 又云今風寒客於人使人毫毛畢直皮膚閉而為熱當是之時可汗而發也 玉機真藏論

○靈樞云中于面則下陽明中于項則下大陽中于頰則下少陽其中於膺（一作肩）背兩脇亦中（一作下）其經曰其中于陰奈何曰中於陰者常從臂胻始夫臂與胻其陰

皮薄其肉淖澤故俱受于風獨傷其陰曰此故傷其藏乎曰身之中于風也不必動藏故邪入于陰經則其藏氣實邪氣入而不能客故還之於府故中陽則溜于經中陰則溜于府　邪氣藏府病形篇

○華佗曰夫傷寒始得一日在皮當摩膏火灸之即愈若不解者二日在膚可依法針服解散發汗三日在肌復發汗即愈四日在胸宜吐之五日在腹六日入胃入胃乃可下也　千金方

○王叔和曰夫傷寒者起自風寒入於腠理與精氣分

爭榮衛否隔周行不通病一日至二日氣在孔竅皮膚之間發汗三日以上氣浮在上部吐之五日以上氣沈結在藏下之病源同 ○劉完素曰傷寒傳足經不傳手經未詳耳且自人身十二經絡分布上下手足各有三陰三陽（中畧）引至真要大論注云邪氣所中於人陽邪為病傳手經陰邪為病傳足經（宣明論）又曰傷寒一日太陽受之此足太陽膀胱之經也故與經言五日足少陰腎水為其表裏或言為手太陽者誤也豈不詳熱論

云五藏六府皆受病又刺熱篇皆言五藏熱病但以熱病多于足經而其病甚少于手經而其病微且與足經微為兼證汗下之治但分表裏故不單言手經而但寄於足經而已若針刺則本經補瀉各分五藏手足之經矣傷寒直捨○李杲辨傷寒言足經不言手經云冬傷於寒者春必温病夏為熱病長夏為大熱病蓋因房室勞傷與辛苦之人得之水虧無以春生之令故春陽氣長而為温病也夏為熱病者是火先動於火未動之時

水預虧於水己王之日故邪但藏而不為病也夏令炎
蒸其火既王與前所動者客邪與主氣二火相接所以
為熱病也長夏為大熱病者火之方與秋之分皆手經
居之木之方與春之分皆足經居之所傷者皆足經不
足及夏火王客氣助于手經則不足者愈不足矣故所
用之藥皆泄有餘則非足經藥何以然泄有餘則不足
者補矣此傷寒本足經只言足經而不言手經也大意
如此至于傳手經者亦有之當作別論與夫奇經之病

亦在其中矣　六經傳足傳手經則愈陽中之陰水太陽是也為三陽之首能巡經傳亦越經傳陽中之陽土陽明是也夫陽明為中州之土主納而不出如太陽傳至此名曰巡經傳也　陽中之陽木少陽是也上傳陽明下傳太陰如太陽傳至此為越經傳也陰中之陰土太陰是也上傳少陽為順下傳少陰為逆此為上下傳也如太陰傳太陽為誤下傳也陰中之陽火少陰是也上傳太陰為順下傳厥陰為生如太陽傳至此乃表傳

裏也陰中之陰水厥陰也上傳少陰為實再傳太陽為自愈也　陶華亦據劉完素說謂傳足不傳手經者俗醫之謬論也然而言傷足不傷手者抑何耶是乃五十步百步之類耳馮兆張亦擧劉草窻說云指足經所屬水土木以水遇寒而涸冰土遇寒而折裂木遇寒而凋枯故寒喜傷之手經所屬金與火金遇寒而愈堅火體極熱寒不能傷

夫人之傷風寒也全身盡受之非有上下左右前後之分

是故今日病證未見有一經次第相傳者。張機雖據從素問之說，而見其謂太陽病數日不解、陽明病數日不解，則張機亦臨證施治，固須不由日數也。細翫傷寒論，不過為表證即太陽病，半表半裏即少陽病，裏證即陽明病，而三陰皆虛脫證耳。古人所謂半表半裏，言脚部也。李杲以皮膚為表，入府為裏，在榮衛之間為半表半裏也。後世言半表半裏證者，本乎李杲。至戴思恭稍有疑。

證治要訣曰：古論少陽居陽明之次，此以五行生剋論若謂陽主生則水生木太陽膀胱陽水合傳之少陽膽木兼太陽在表少陽表裏之間陽明在裏自外漸入內次第正當如此果如傷寒論中所說一日太陽二日陽明三日少陽豈可爭二日病在裏而爭三日方半表半裏者愚固不能輙反其說然於心終所未安

又孕婦傷風邪熱甚則胎易墮或至併胎俱斃勿以懷姙故疑持拘泥反害其母發汗清下勿愆其機如產後亾血過多不可輕視以為常候也與熱入血室證大異矣

龐安時從於證而行汗下力安胎姙娠傷寒有雜方　傷寒總論　陶華邊巡小心欲少過乎論姙婦傷寒又有易法又論産後傷寒與胎前有別法　截江綱

又小兒傷寒馮兆張云八歲以下無傷寒者非也如嬰兒則風寒易入亦易解古人謂之變蒸者即是也

兩感　素問曰兩感於寒而病一日則巨陽與少陰俱病則頭痛口乾而煩滿二日則陽明與太陰俱病則腹滿身熱不欲食譫言三日則少陽與厥陰俱病則耳聾囊

縮而厥、水漿不入、不知人、六日死〇李杲論兩感邪從何道而入、經云兩感者死不治、一日太陽與少陰俱病頭痛發熱惡寒、口乾煩滿而渴、太陽者腑也、自背俞而入人之所共知、少陰者臟也、自鼻息而入人所不知也、

風厥　素問曰汗出而身熱者風也、汗出而煩滿不解者厥也、病名曰風厥、曰巨陽主氣、故先受邪、少陰與其為表裏也、得熱則上從之、從之則厥也評熱病論是即與言兩感證者不異、

陰陽交　素問曰有病温者汗出輒復熱而脈躁疾不為汗衰狂言不能食病名陰陽交交者死也

熱病　素問曰熱病者皆傷寒之類也又曰人之傷於寒也則為病熱　熱論

風氣　出素問太陰陽明論

寒氣　同上　挙痛論

微風　同上　調経論

風熱　出病源候論

汗病。出傷寒醫鑒

大病。出傷寒直格及三因方

草子。出五雜俎即寒熱時疫南中吏卒小民不問病源

但頭痛體不佳便謂之草子不服藥使人以小錐刺唇

及舌尖出血謂之挑草子實無加損于病必服藥乃愈

橫病。出千金方

并陰并陽。同上

晚發。出傷寒論又外臺秘要引張文仲方三月至年末

為晩發

壞病。出傷寒論病源候論謂之壞傷寒外臺秘要所引張文仲方謂之敗傷寒

中風傷寒。並出傷寒論

漏底傷寒。出古今醫統曰心下硬痛下利純清水譫語發渴身熱醫家有不識此證便呼為漏底傷寒即用熱藥止之是猶抱薪救火誤人多矣

腎傷寒。證治要訣云有非是眞寒中人伏氣於少陰經

旬月發發先咽痛而次下利宜半夏桂甘湯○續明理論云腎傷寒表裏無熱但煩憒不欲見光明有時腹痛其脉沈細四逆湯

夾食傷寒　證治要訣云食動脾脾太陰之經一得病即腹滿痛者是也

挾勞傷寒　出儒門事親引素問之說

太陽六傳。　太陽者乃巨陽也為諸陽之首膀胱經病苦渴者自入于本也名曰傳本○太陽傳陽明胃土者名曰巡經傳為發汗不徹利小便餘邪不盡透入于裏也○太陽傳少陽膽木者名曰越經傳為元受病脉浮是汗當用麻黄而不用之故也○太陽傳少陰腎水者名曰表傳裏為得病急當發汗而反下汗不發所以傳也○太陽傳太陰脾土者名曰誤下傳為元受病脉緩有汗當用桂枝而反下之所致也當時腹痛四肢沈重○太陽傳厥陰肝木者為三陰不至於首唯厥陰與督脉上行與太陽相接名曰巡經得度傳此事難知

張璐論陰陽傳中

醫通云如交霜降節後有病發熱頭痛自汗脉浮緩者風傷衛證也以風為陽邪故只傷於衛分衛傷所以腠理疏汗自出身不疼氣不喘脉亦不緊如見惡寒發熱頭痛骨節痛無汗而喘脉浮緊者寒傷營證也以寒為陰邪故直傷於營分營傷所以腠理固閉無汗而喘身疼骨節痛而脉不柔和如見發熱惡寒頭痛身疼汗不得出而燥煩脉浮緊者風寒併傷營衛也以風為陽邪

無竅不入風性善動法當有汗寒為陰邪萬類固閉寒氣斂束鬱遏腠理所以不得外泄熱勢反蒸於裏而發煩燥也上皆太陽經初病見證有桂枝麻黄青龍鼎峙三法○若交陽明之經則惡寒皆除但壯熱自汗而脉浮數以陽明內達於胃多氣多血邪入其經蒸動水穀之氣故皆有汗但以能食為陽邪屬風不能食為陰邪屬寒辨之○若交少陽之經則往來寒熱口苦脇痛以其經居表裏之半邪欲入則寒正與爭則熱所以只宜

和解而有汗下利小便三禁○至其傳變雖有次第本無定矩有循經而傳者有越經而傳者有傳遍六經者有傳至二三經而止者有犯本者有入府者有邪在太陽不傳陽明之經即入陽明之府者有陽明經府相傳者有從少陽經傳入陽明府者所以仲景有太陽陽明正陽陽明少陽陽明之異或云少陽無逆傳陽明之理殊不知胃為十二經之總司經經交貫且少陽之經在外而陽明之府在内何逆之有至若傳入陰經亦有轉

入胃府而成下證者太陰藏府相連移寒移熱最易少陰亦有下利清水色純青心下痛口乾燥者厥陰亦有下利譫語者此皆陰經入府之證少陰更有移熱膀胱之府一身手足盡熱小便血者厥陰亦有轉出少陽嘔而發熱者二經椄壞故也又有轉出太陽表證者如下利後清便自調身疼痛此陰盡復陽也〇至傳三陰太陰則腹滿時痛少陰則腹痛自利下重小便不利甚則口燥心下痛厥陰則寒熱交錯寒多熱少則病進熱多

寒少則病退大抵少陰傳經熱邪必從太陰而入厥陰必從少陰而入非若陰證有一入太陽不作鬱熱便入少陰之理當知傷寒傳經之證皆是熱邪徑中邪盛而溢入奇經故其傳皆從陽維而傳布三陽陰維而傳布三陰與十二經藏府相貫之次第無預也其邪必從太陽經始以冬時寒水司令故無先犯他經之理但有他徑本虛或為合病或為越經或陷此經不復他傳非若感冒非時寒疫之三陽混雜也大抵寒疫多發於春時

春則少陽司令風木之邪必先少陽而太陽陽明在外病則三經俱受以是治感冒之方若香蘇芎蘇參蘇正氣十神之類皆三經雜用不分耳試觀夏暑必傷心包秋燥必傷肺絡總不離於司運之主命也

夫大疫癘二十年或十四五年一流行于天下若夫小疫癘年間有之其證與微風相似是故古人總以感冒為名微風則有覺受風氣之所由矣小疫則里閭所患者數人證狀一樣俗說云此間此頃邪氣行乃可知非一人受之

正氣而衆人同受之邪氣也凡若疫癘流行亦有輕重輕時少死者矣重時多死者矣或一鄉一村齊受而皆有不起者此是不惟熱病若痢亦然自外至而看病者如受深其氣則至必病而不救矣是乃巢元方所謂天行時行孫思邈所謂時病時行熱病時行毒病天行疫氣温氣惡氣疫癘氣温疫氣温風之病也吳有性謂之温疫病即天地雜氣之所為也若小邪則四時常行自古皆謂之風而無謂邪氣者吳有性稍有所見惜乎隨乎一偏而不得中道

猶陶古指萬病為痧之類也

病温病暑　並出素問凡病傷寒而成温者先夏至日者為病温後夏至日者為病暑熱論

風温温毒温疫冬温時行寒疫　並出傷寒論

濕温重暍　並出脉經

時病時行熱病時行毒病天行疫氣温氣惡氣疫癘氣温疫氣温風之病　並出千金方病源候論作疫癘病

邪邪風　並出素問陰陽應象大論

虛邪賊風　並出素問上古天真論

邪氣　同上生氣通天論

露氣　出千金方

時氣敗病　出病源候論

若夫溫病暑病溫熱證時行冬溫時行寒疫風溫溫毒溫疫溫疫氣溫氣惡氣疫癘氣天行疫氣時行毒病時行熱病時病溫風賊風邪邪氣皆是時行癘疫即所謂兩間之邪惡氣而非傷風之證

傷寒例正誤陰陽大論云春氣溫和夏氣暑熱秋氣清凉冬氣冷冽此則四時正氣之序也冬時嚴寒萬類深藏君子固密則不傷于寒觸冒之者乃名傷寒耳其傷于四時之氣皆能為病以傷寒為毒者以其最成殺厲之氣也中而即病者名曰傷寒不即病者寒毒藏于肌膚至春變為溫病至夏變為暑病暑病者熱極重于溫也○成註內經曰先夏至為溫病後夏至為暑病溫暑之病本于傷寒而得之○按十二經絡與夫奇經八脉無非營衛氣血周布一身而

営養百骸。是以天真元氣。無往不在。不在則麻木不仁
造化之機。無刻不運。不運則顛倒什絶。然風寒暑濕之
邪。與吾身之営衛勢不両立。一有所中。疾苦作矣。苟或
不除。不危即斃。上文所言。冬時嚴寒。所傷中而即病者。
為傷寒。不即病者。至春變為温病。至夏變為暑病。然風
寒所傷輕則感冒。重則傷寒。即感冒一証。風寒所傷之
最輕者。尚發頭疼。身痛。四肢拘急。鼻塞声重。痰嗽喘急。
悪寒発熱。當即為病。不能容隠。今冬時嚴寒所傷。非細
事也。反能藏伏過時而発耶。更問何等中而即病何等
中而不即病。何等中而即病者。頭痛如破。身痛如杖。悪
寒項強。發熱如炙。或喘或嘔。甚則発痙。六脉疾数。躁煩
不寧。至後傳變不可勝言。倉卒失治。乃致傷生。何等中
而不即病者。感則一毫不覚。既而延至春夏。當其已中
之後。未発之前。飲食起居如常。神色声氣。纖毫不異。其
已発之証。勢不減于傷寒。况風寒所傷。未有不由肌表
而入。所傷皆営衛。所感均係風寒。一者何其懞憒藏而

不知一者何其靈異感而即発同源而異流天壌之隔豈無説耶既無其説則知温熱之原非傷寒之浅者其言寒毒藏于肌膚之間肌為肌表膚為皮之浅者其間一毫一竅無非営衛徑行所搆之地即感冒此小風寒尚不能稽留當即為病何況受最寒殺厲之氣且感于皮膚最浅之処反能容隠者耶以之推之必無此事矣凡治客邪大法要在表裏分明所謂未入于府者邪在経也可汗而已既入于府者邪在裏也可下而已果係寒毒藏于肌膚雖過時而発邪氣由然在表治法不無発散邪従汗解後世治温熱病者若執肌膚在表之邪一投発散是非徒無益而又害之矣是以辛苦之人春夏多温熱證者皆因冬時觸寒所致非時行之氣也凡時行者春時應煖而反大寒夏時應熱而反大凉秋時應凉而反大熱冬

時應寒而反大温此非其時有其氣是以一歲之中長幼之病多相似者此則時行之氣也然氣候亦有應至而不至或有至而大過者或未應至而至者皆成病氣也。○春温夏熱秋凉冬寒乃四時之常因風雨陰晴稍為損益假令春應暖而反多寒其時必多雨秋應凉而熱不去者此際必多晴夫陰晴旱潦之不測寒暑損益安可以為拘此天地四時之常時未必為疫夫疫者感天地之戾氣也戾氣者非寒非暑非煖非凉亦非四時交錯之氣乃天地別有一種戾氣多見于兵荒之歲間歲亦有之但不甚耳上文所言長幼之病多相似者此則為時行之氣雖不言疫疫之意寓是矣殊不知四時之氣雖損益于其間反其所感之病終不離其本源假令正二月應煖偶因風雨交集天氣不能温熱而多春寒所感之病。輕則為感冒。重則為傷寒。原從感冒傷寒法治之。但春寒之氣。終不若冬時嚴寒。殺厲之氣為重。故斷不無有輕重之分。此即應至而不至。至而不去。二事也。又如八九月適多風雨。偶有暴寒之氣先至。所感之病。大約與春寒彷彿。深秋之寒。終不若冬時殺厲之氣為重。此即未應至而至。即冬時嚴寒倍常。是為至而太過。所感亦不過即病之傷寒耳。假令夏時多風雨炎威少息。為至而不及。時多亢旱。爍石流金。為至而太過。太過則病甚。不及則病微。至于傷暑一也。其病與四時正氣之序何異耶。謂治法無出于香薷飲亦可也矣。

其冬時有非節之煖名冬温。○按此即未應至而至也。其已冬傷于寒至春變為温病。今又以冬時非節之暖為冬温。一感于冬温一病兩名。寒温懸絕。然則脉証治法。又何似耶。夫四氣乃二氣之離合也。二氣即一氣之升降也。升極則降降極則升。升降之極。為陰陽離。離則氣亢。氣亢則致病。

亢氣者冬之大寒夏之大暑也將升不升將降不降陰陽合合則氣和氣和則不致病和氣者即春之温暖秋之清涼也是以陰極而陽氣來和為温暖陽極而陰氣來和為清涼斯有既濟之道焉若夫春寒秋熱為冬夏之偏氣倘有觸冒之者因以為疾若夏涼冬煖轉淂春秋之和氣豈有因其和而反致疾者所以但見傷寒中暑未嘗見傷温和而中清涼也温暖清涼未必為病又烏可以言疫

從春分以後至秋分節天有暴寒者此皆時行寒疫也三月四月或有暴寒其時陽氣尚弱為寒所折病熱猶輕五六月陽氣已盛寒為所折病熱為重七八月陽氣已衰為寒所折病熱亦微其病與温及暑病相似但有殊耳 按四時皆有暴寒但冬時

感嚴寒殺厲之氣，名傷寒。為病最重。其餘三時寒微，微病亦微。又以三時較之，盛夏偶有些小風寒，所感之病更微矣。此則以感寒之重，病亦重，而熱亦重；感寒之輕，病亦輕，而熱亦輕。是重于冬，而畧于三時，至夏而又畧之。此必然之理也。上文所言，三四月陽氣尚弱，為寒所折。病熱猶輕。五六月以其時陽氣已盛，寒為所折，病熱為重。七八月，其時陽氣已衰，為寒所折，病勢亦微。由之言之，在冬時陽氣潛藏，為寒所折，病勢更微。此則反是夏時感寒為重，冬時感寒為輕，前後矛盾，于理大違。又春夏秋三時，偶有暴寒所着，與冬時感冒相同，治法無二，但可名感冒，不當另立寒疫之名。若又以疫為名，殊類畫蛇添足。

舌胎自古。有白黃黑焦白胎滑之分，而無紅滑之說。特張遂辰於厥陰病，消渴，氣上撞心，心中病熱，飢而不欲食，食則吐蚘下之利不止條下言舌盡紅赤今日虛證傷風寒下利者或便血者多是舌紅赤光滑也。

吐蚘者非唯厥陰病而已矣大凡大病漸及危篤則吐蚘或下蚘者比比而有之此是胃元無力而易生蚘之故也。

病欲漸愈時有吐蚘者不涉利害矣。

汗出欲解時白疹出是吉兆也若重證及虛證至熱不解勢難支而全身發赤班班成片粒者必死。

冬月寒天風雪凜冽之時旅途行人身勞肚枵或江湖舟

手之徒不問晨夜握氷冒雪忽然為嚴寒所壓重者眩暈卒倒不知人事皮膚寒脉絶其次者手足厥冷寒戰腹痛其輕者惡寒欬嗽或頭痛或腹腰痛下利後世謂之真傷寒尤險證也可畏當其時宜火灸之或湯熨以與温補劑但踏雪者宜勿卒以熱湯浸脚

凡若傷風寒及時疫固雖曰由元氣之不順而受之而曽無氣血之不足則惟治其病證而可以能愈矣觀今時難治證或素有癥疝者或患黴瘡而為速愈者或失血過多

者或勞瘦少食者或崩漏中或半產後或產後日近者偶罹風寒疫氣則證候雖不甚而荏苒延日遂為不治之證者多矣其拒專在平日可不慎乎焉

一本堂行餘醫言卷之十九　畢